おやじ ダイエット 3週間実践日誌

知的

3週間で20kg痩せた!
リアルなレシピを皆伝

桐山秀樹 × 料理 吉村祐美

講談社

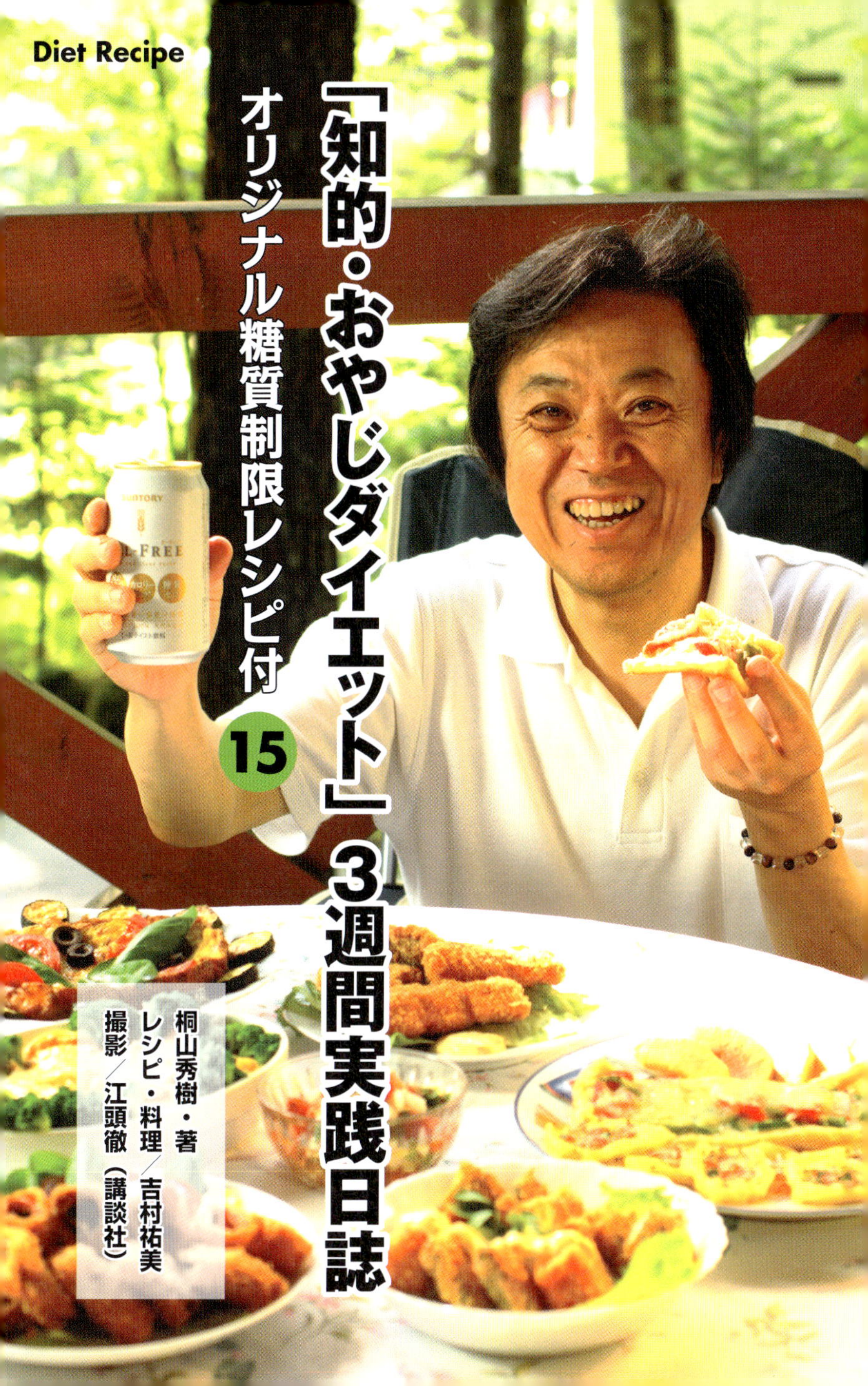

Diet Recipe

「知的・おやじダイエット」3週間実践日誌

オリジナル糖質制限レシピ付

15

桐山秀樹・著
レシピ・料理／吉村祐美
撮影／江頭徹（講談社）

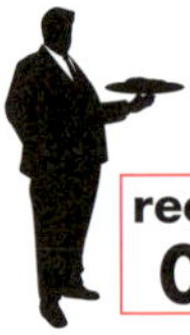

トマトとチーズたっぷりのキッシュ風オムレツ。
メインディッシュでも、つまみにしてもOK！

recipe 01 イタリアンオムレツ

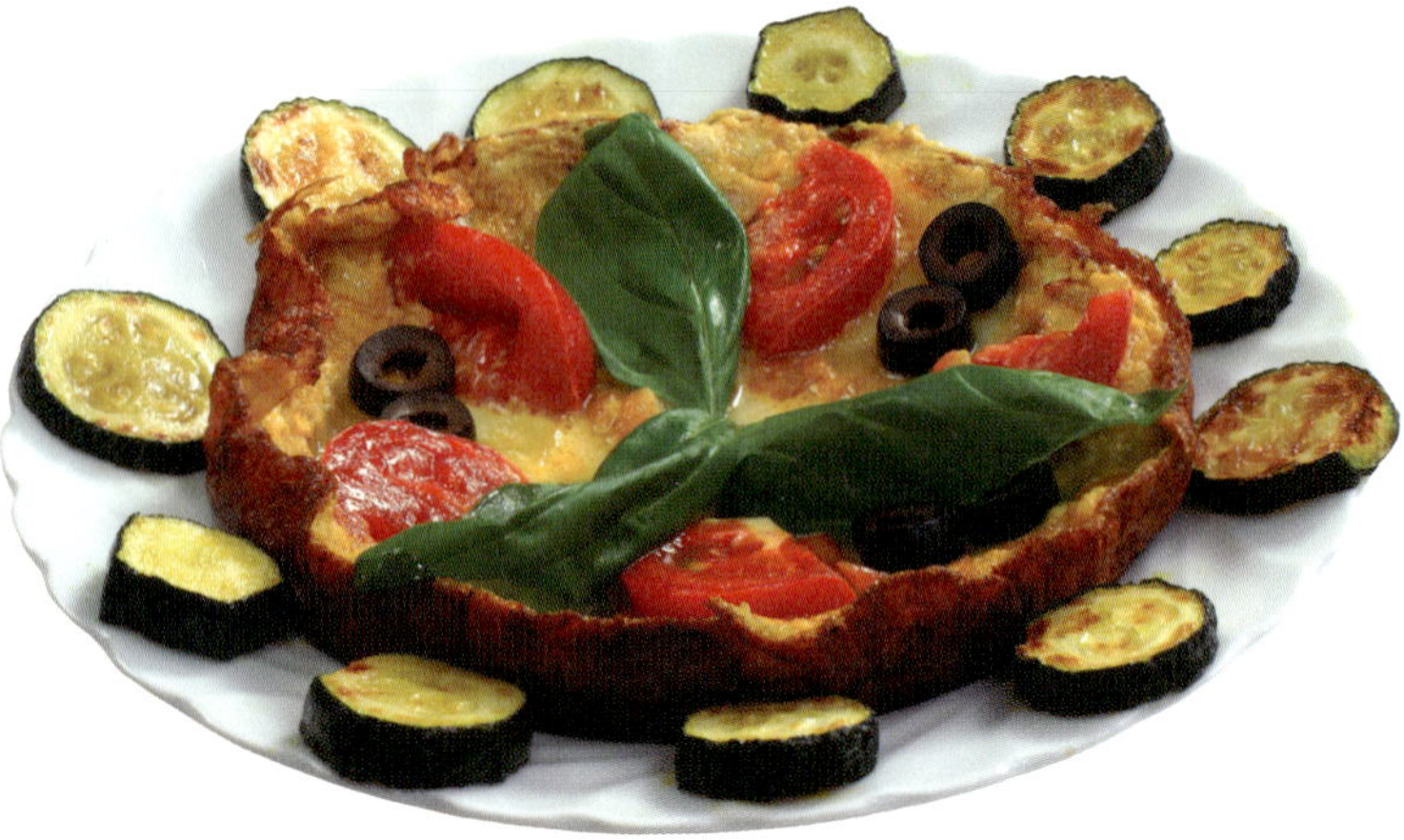

材料

卵 ………………………… 4個
糖質0のハム ………… 2枚
玉ネギ ………………… 1/4個
マッシュルーム ……… 50g
トマト ………………… 1個
モッツァレラチーズ … 5切れ
バジル ………………… 3枚
オリーブ ……………… 6個
ズッキーニ …………… 1本
オリーブオイル ……… 適量
塩、コショウ ………… 各適量

作り方

❶ハムは1㎝の角切り、玉ネギは縦薄切り、スライスしたマッシュルームをオリーブオイルで炒め、塩コショウする。

❷直径20㎝のフライパンにオリーブオイル（大さじ1）を引き、溶き卵に①を入れてよく混ぜ合せ、卵が半熟になったら、くし切りにしたトマト、モッツァレラチーズを乗せ、ふたをして弱火で2～3分蒸し焼きにする。

❸大皿に②を盛り、上にオリーブ、バジルを乗せる。

❹ズッキーニは薄い輪切りにし、オリーブオイルで両面を焼き、塩コショウ少々して味を調える。③の周囲に添える。

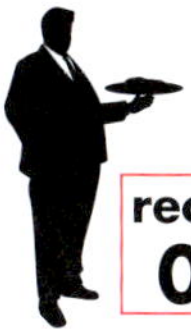

糖質の高いペンネ、マカロニ、ホワイトソースをカット。
厚揚げでコクをプラスした低糖質の極旨グラタン

recipe 02 厚揚げグラタン

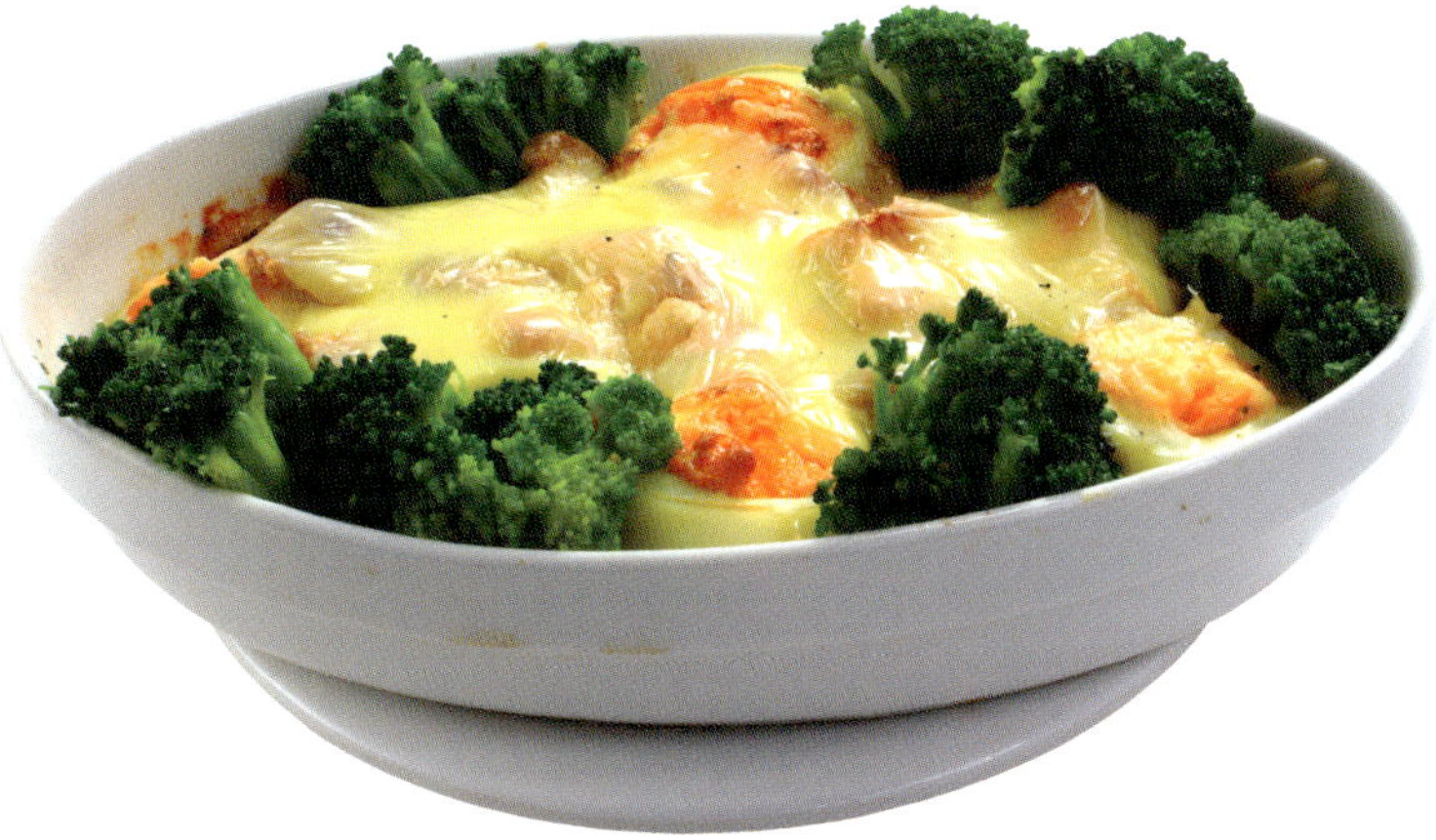

材料

厚揚げ……………1/2枚
ブロッコリー………小房8個
糖質0のハム………2枚
玉ネギ……………1/2個
マッシュルーム……50g
ゆで卵……………2個
生クリーム、マヨネーズ
……………各大さじ4
とろけるチーズ……適量
オリーブオイル……適量
バター……………適量
塩、コショウ………適量

作り方

❶厚あげを1.5㎝厚さに切り、かるく茹でる。小房に分けたブロッコリーも茹がく。
❷ハムは約2㎝幅に切り、玉ネギは縦薄切りにする。
❸フライパンにバターを溶かし、厚揚げ、②、スライスしたマッシュルームを加え、塩コショウを少々して炒める。
❹耐熱皿にオリーブオイルを薄く引き、③を入れ、生クリームとマヨネーズを混ぜ合せて上からかけ、かるく混ぜる。
❺④の周りにブロッコリーを並べ、ゆで卵を半分に切って入れる。
❻全体にとろけるチーズをたっぷりかけ、オーブンでチーズが溶けるまで焼く。

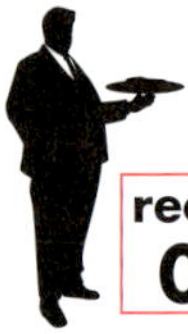

糖質の高い酢飯の代りに、お豆腐を活用。
意外にも満足感ある味わいで食通にも納得の味わい!

recipe 03 お豆腐手巻きずし

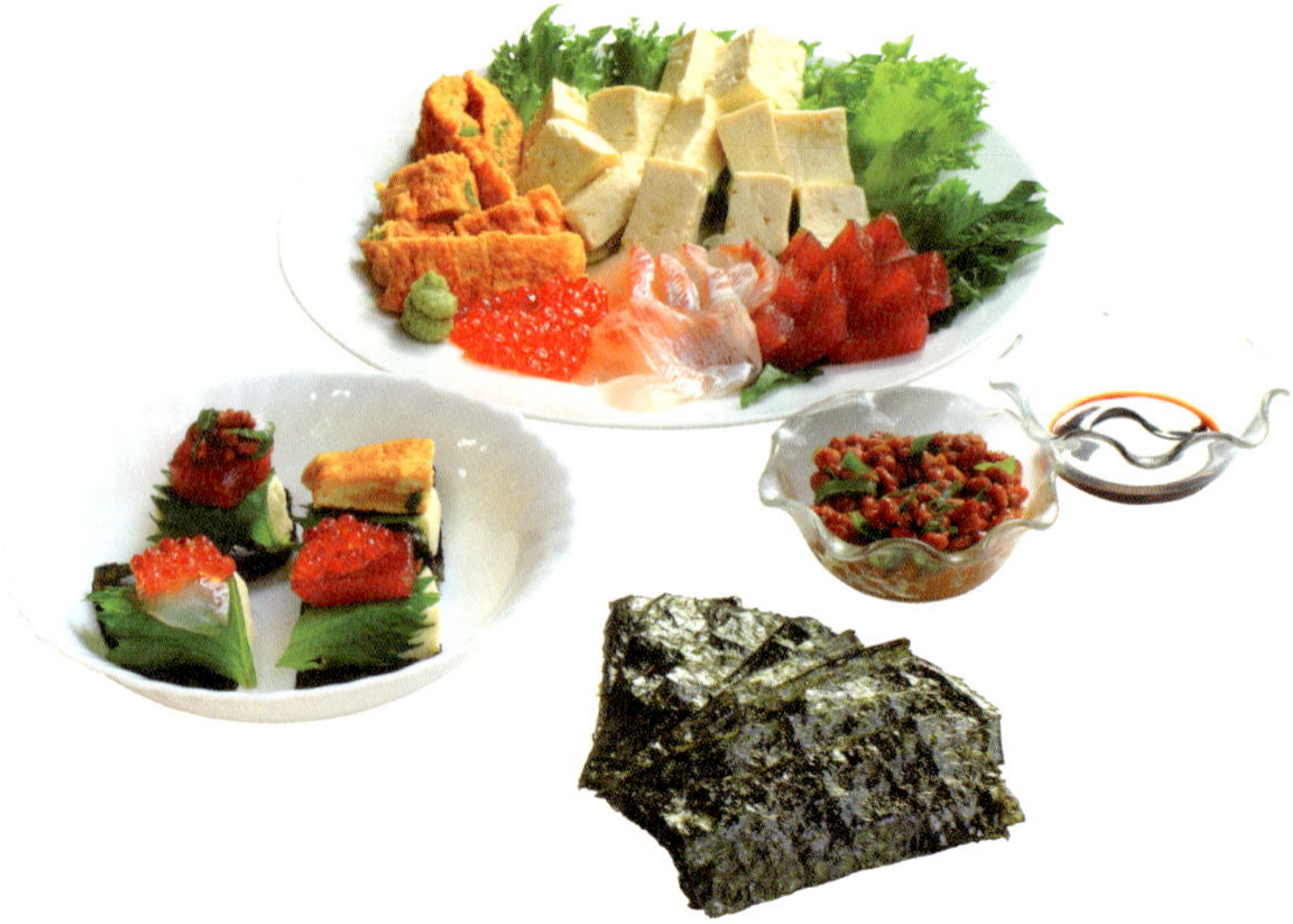

材料

木綿豆腐 ………… 1~2丁
タイ、マグロの刺身 ‥ 各10切れ
イクラ ……………… 30g
納豆 ………………… 1パック
青ネギ ……………… 少々
カラシ ……………… 少々
卵 …………………… 2個
オリーブオイル …… 少々
大葉 ………………… 10枚
のり ………………… (10×5㎝サイズにカット) 20 ~ 30枚
サニーレタス ……… 5枚
ワサビ ……………… 少々
しょうゆ …………… 適量

作り方

❶きざみ青ネギと溶き卵をボウルで混ぜ、フライパンにオリーブオイルをしいて玉子焼きをつくる。
❷大皿にサニーレタス、大葉、刺身、イクラ、一口大の長方形に切った豆腐・①を並べる。
❸納豆、きざみ青ネギ、カラシをよく混ぜて器に入れる。
❹縦10×横5㎝幅に切ったのりに豆腐を置き、縦半分に切った大葉、好みのネタを乗せ、くるっと巻き、ワサビじょうゆで食べる。

具だくさんで腹持ちのいい洋風鍋。
ラカントＳで甘みをつけた「オクラのゴマ和え」が好相性

recipe 04

シーフードとトマトの鍋

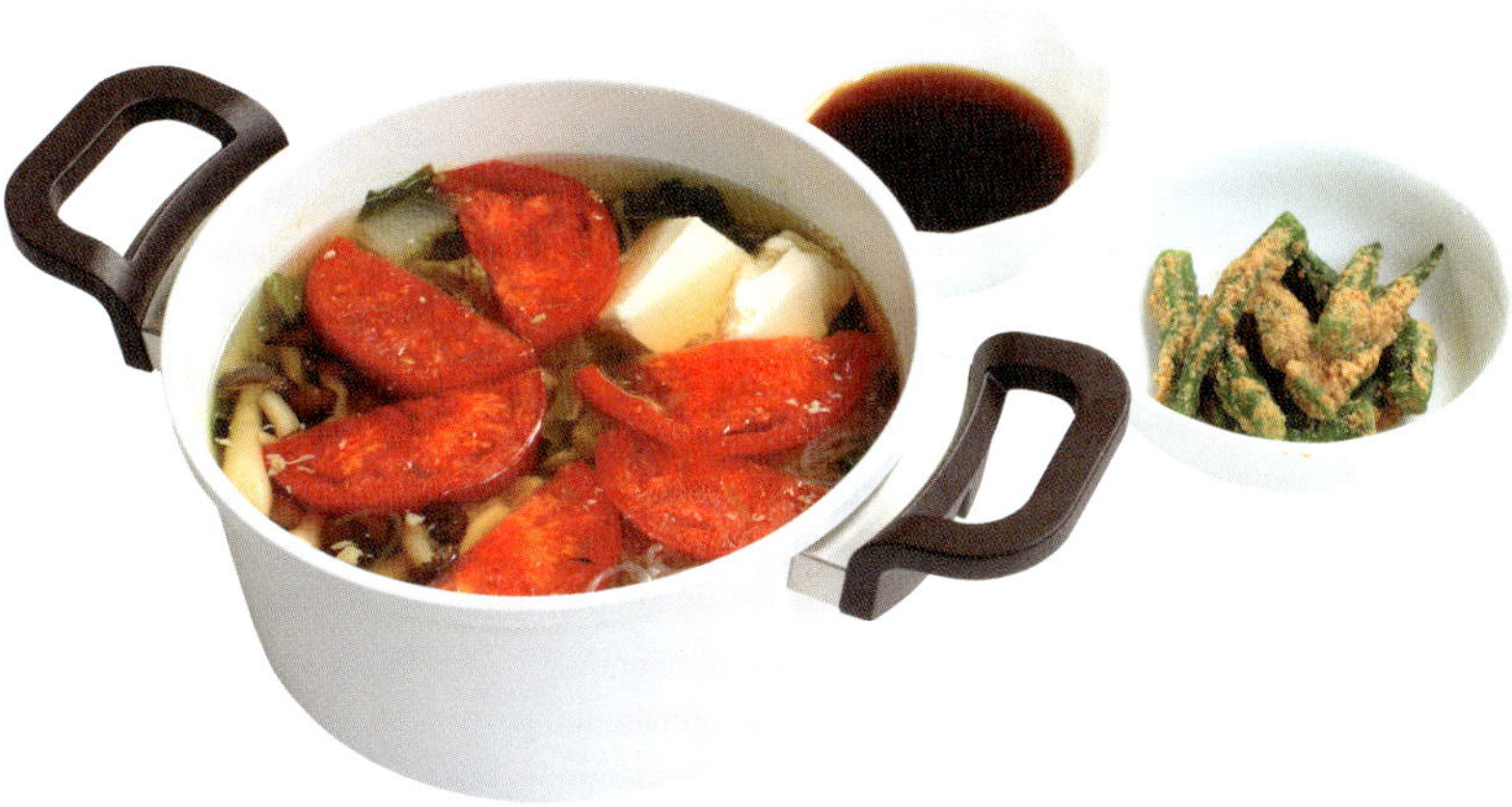

材料

コンソメの素……2袋
むきえび…………50g
カニ………………100g
生貝柱……………5個
しらたき…………100g
白菜………………3枚
セロリ……………1本
ホウレン草………1/2束
絹ごし豆腐………1丁
トマト……………1個

〈つけ汁〉

カツオだし汁……1/2カップ
減塩しょうゆ……大さじ3
ラカントS………小さじ1/2
糖質ゼロ日本酒…大さじ1

作り方

❶鍋に湯を沸かしコンソメの素、むきえび、カニ、貝柱を入れ、しらたき、白菜、ホウレン草、薄く切ったセロリを加えて煮る。

❷野菜が柔らかくなったら、一口大に切った絹ごし豆腐、くし切りにしたトマトを入れ、ひと煮立ちさせる。

❸つけ汁材料を小鍋でいったん煮立たせ、②をつけて食べる。

トマトジュース200ccと共に食べるのがオススメ。
鮭の代わりに、好みでひき肉を詰めてもOK

recipe 05 ピーマンの鮭詰め揚げ

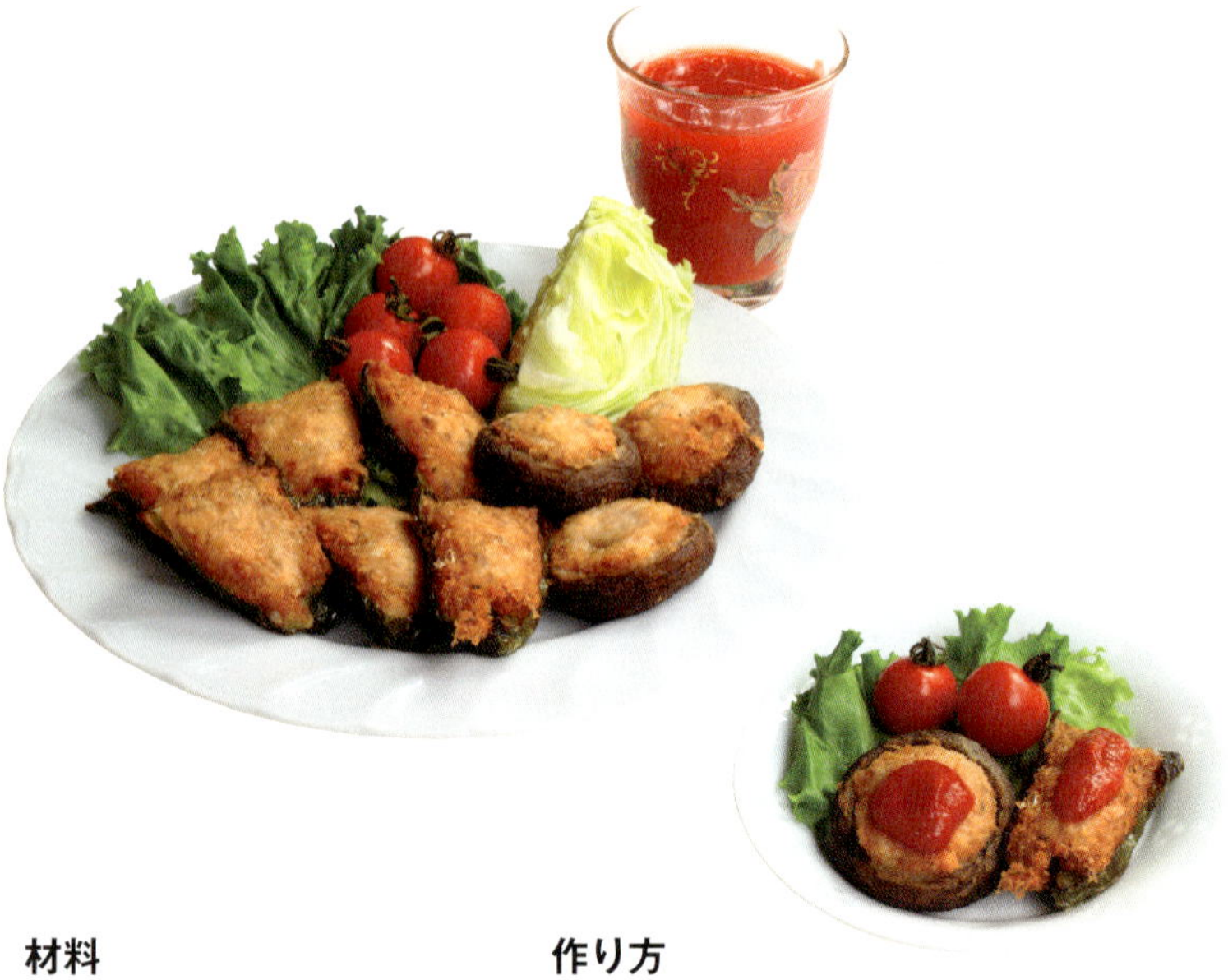

材料

鮭水煮缶……………1缶(90g)
ピーマン……………4個
生シイタケ…………4個
サニーレタス………5枚
レタス………………適量
プチトマト…………適量
ショウガ（すりおろし）…小さじ2
薄力粉………………適量
ゴマ油、オリーブ油‥適量
塩、コショウ………適量

〈トマトソース〉

トマトピューレ……50g
塩、コショウ………適量
しょうゆ……………小さじ1

作り方

❶ボウルに鮭を入れ、皮を取りのぞき、よくほぐす。ショウガ、塩コショウを加えて練り合せる。

❷ピーマンはヘタを取り縦半分に切り、生シイタケは石突きを取り、内側に水溶き薄力粉を薄くぬり、①を詰め、上から手でしっかり押え、上に薄力粉を少々つける。

❸ゴマ油にオリーブオイルを加えた油でさっと揚げる

❹皿にサニーレタスやレタスを敷いて③を盛り、プチトマトを添える。

❺トマトソース材料を混ぜ合せ、③につけて食べる。

衣にパルメザンチーズを混ぜることでコクがアップ!
大葉の風味で濃厚とサッパリのバランスが絶妙

recipe 06 鮭・イワシのフライ、タルタルソース添え

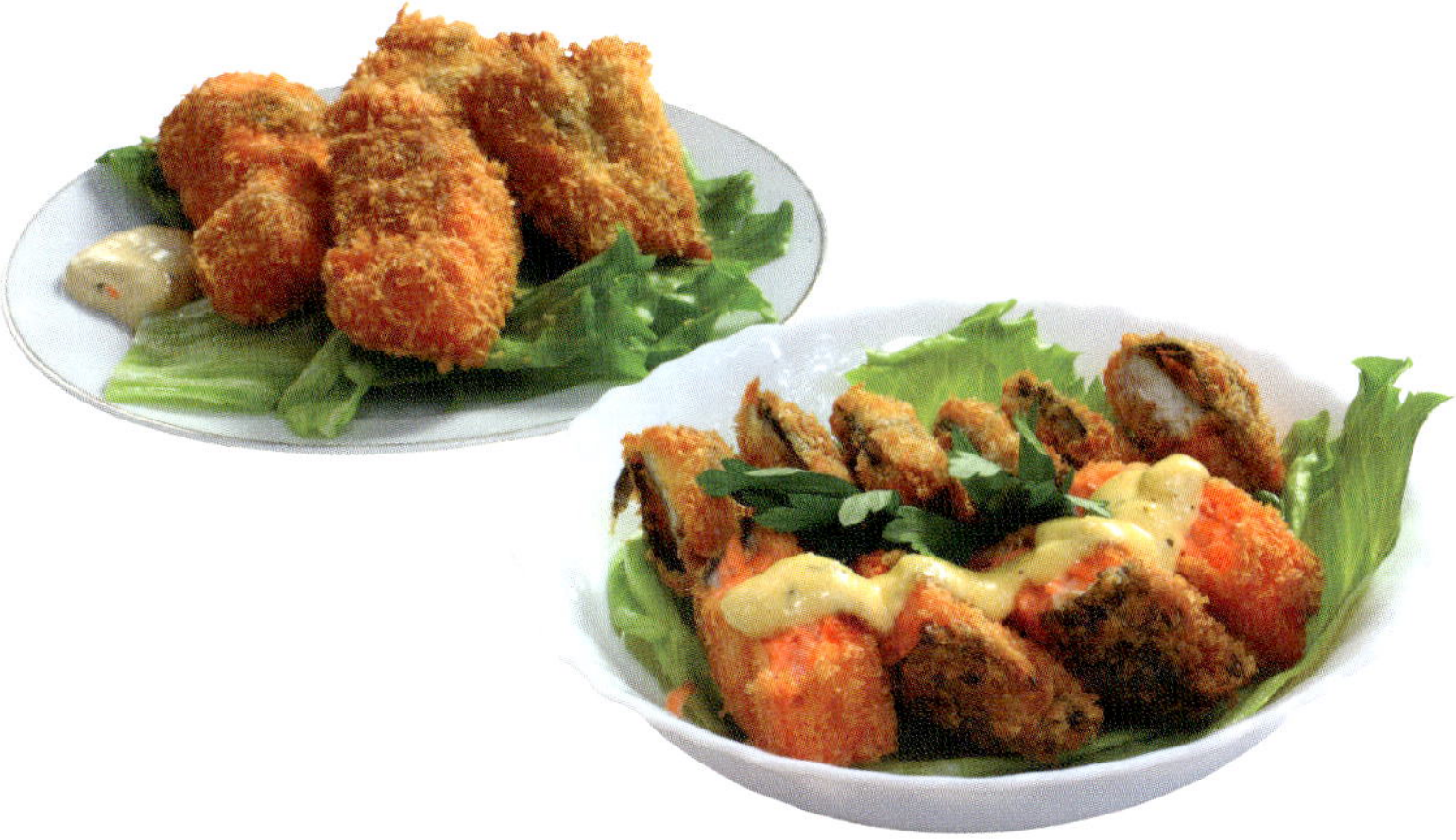

材料

鮭切り身 …………… 3切れ
イワシ開き ………… 2尾
大葉 ………………… 8枚
塩 …………………… 適量
コショウ …………… 適量
オリーブオイル …… 適量
レタス ……………… 5枚
タルタルソース …… 適量

〈衣〉

卵 …………………… 1個
おからパウダー …… 大さじ2
パルメザンチーズ … 大さじ2
糖質制限パン粉 …… 適量
薄力粉 ……………… 少量

作り方

❶鮭切り身を3等分に切る。
❷イワシ開きを、3㎝幅に切る。
❸①②に塩コショウをふり、縦半分に切った大葉を巻く。
❹③に、薄力粉とおからパウダーを合わせたものをつけ、溶き卵、パルメザンチーズを加えたパン粉の順につけて、オリーブオイルで揚げる。
❺レタスを敷いた大皿に④を盛り、彩りで葉野菜を添え、タルタルソースをかける。

糖質制限パンにはさんだ、豆腐入りミニハンバーガー
サラダを添えて、主菜の一品としてもオススメ

recipe 07

豆腐入りハンバーガー

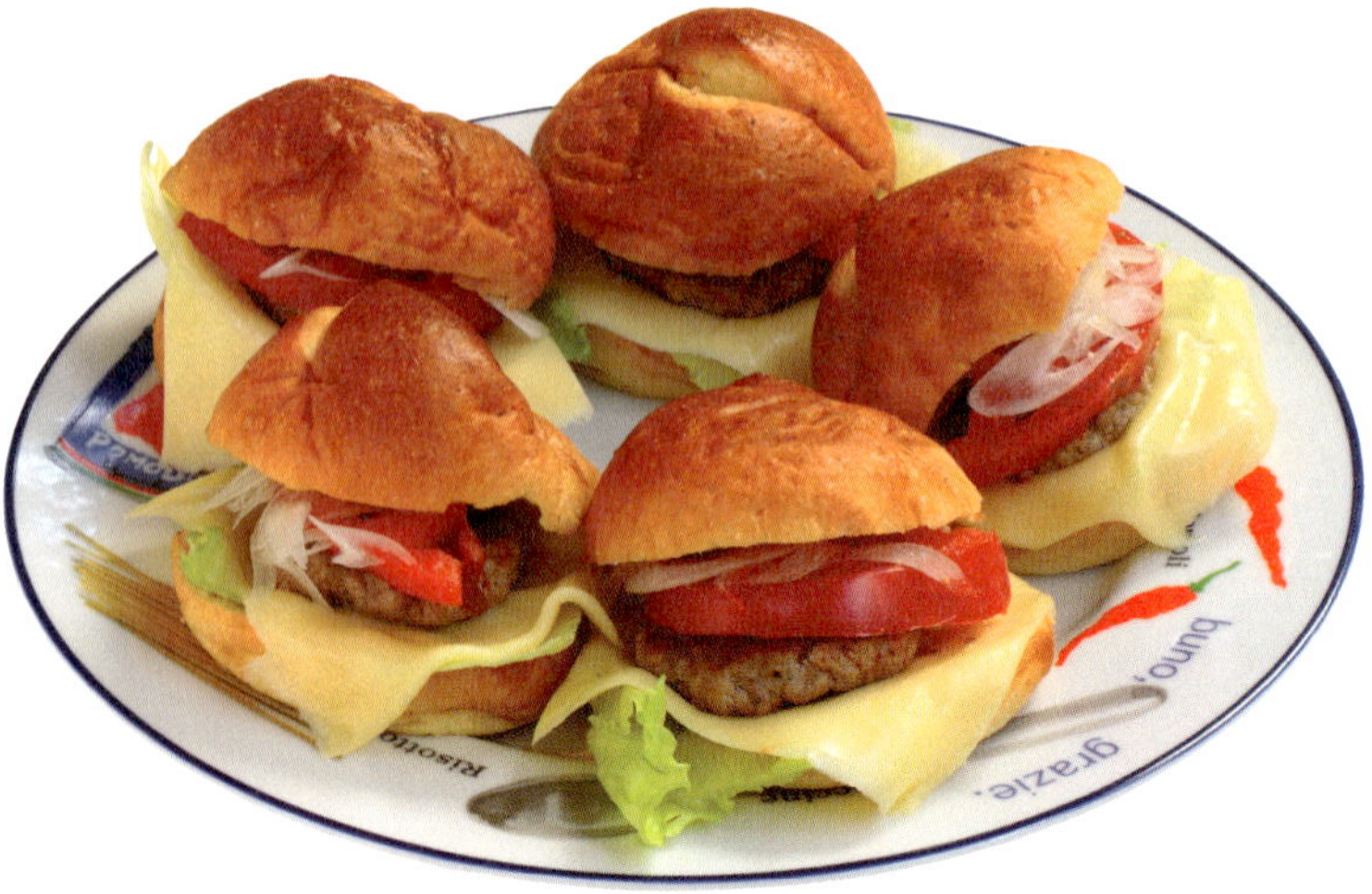

材料

牛ひき肉……………200g
木綿豆腐……………1丁
玉ネギ………………1個
生シイタケ…………3枚
オリーブオイル……適量
塩、コショウ………適量
バター、マスタード…適量
糖質制限パン………5個
レタス………………3～4枚
スライスチーズ……5枚
トマト………………1個

作り方

❶ボウルに牛ひき肉を入れ、水切りした木綿豆腐をほぐして加え、混ぜ合せる。
❷玉ネギ1/2個、生シイタケはみじん切りにし、オリーブオイルで炒め、①に加え、塩コショウしてよく練り合せ、30分程置く。
❸ミニハンバーグの形にととのえ、フライパンにバターを熱して両面を焼く。
❹パンを横に切り、バター、マスタードをぬり、レタス、スライスチーズ、ミニハンバーグ、薄切りトマト、スライス玉ネギの順に乗せ、上に残りのパンを置く。

薄揚げに具材をのせて焼くだけの糖質制限ピザ。
旨い上に、おやじでもつくれる簡単さが魅力!

recipe 08 洋風・和風の2種類 薄揚げピザ

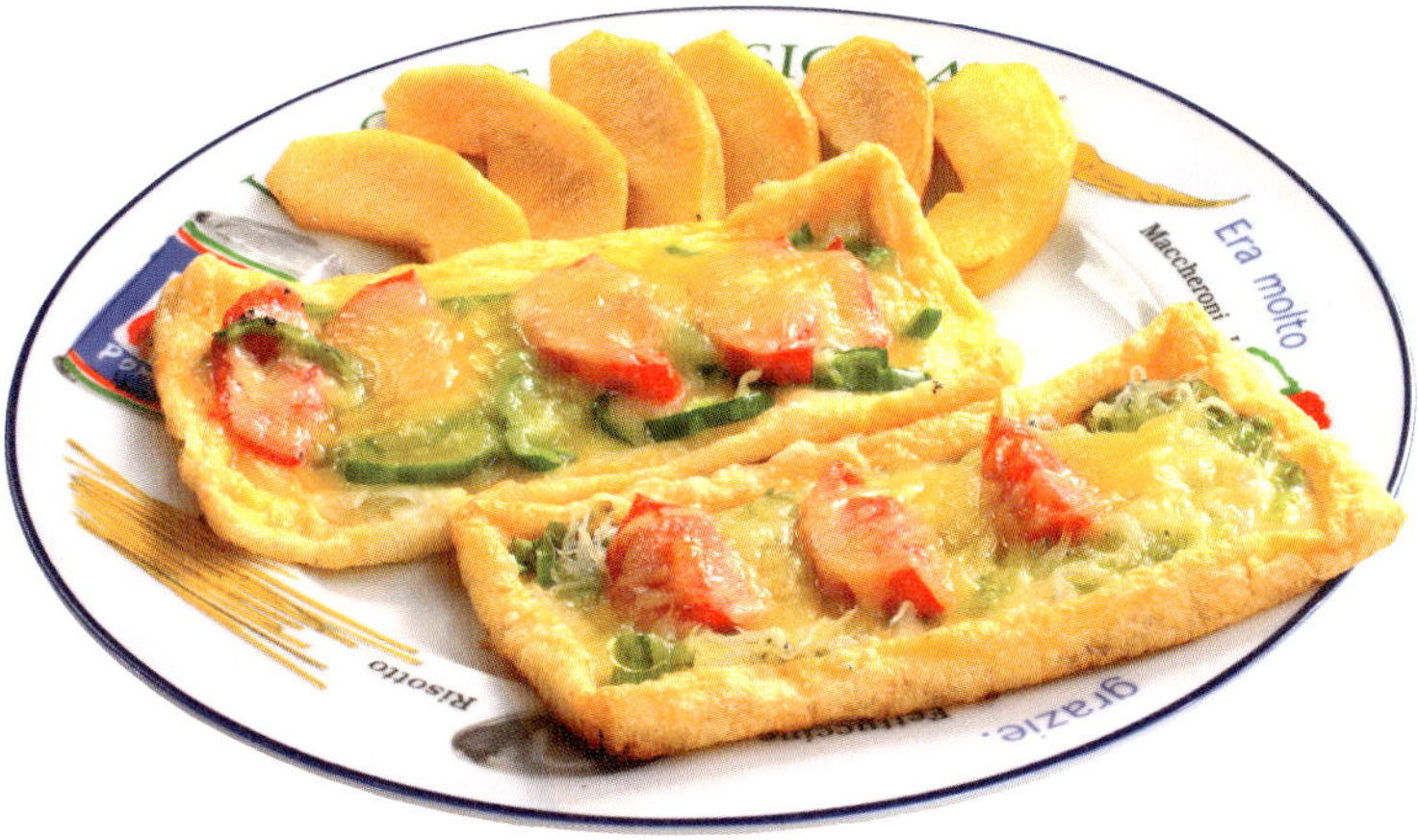

材料

薄揚げ……………… 2枚
ピザ用とろけるチーズ
…………………… 100g
トマト……………… 1個
ピーマン…………… 1個
玉ネギ……………… 1/4個
シラス……………… 大さじ1
青ネギ……………… 1/2本
塩、コショウ……… 適量
〈つけ合わせ〉
りんご……………… 1/2個

作り方

❶洋風味をつくる。薄揚げ1枚にとろけるチーズをたっぷり乗せ、その上にくし型に切ったトマト、薄切りにしたピーマン・玉ネギを置き、塩コショウ少々をふる。一番上にとろけるチーズを乗せる。

❷和風味をつくる。薄揚げ1枚にとろけるチーズを乗せ、シラスときざんだ青ネギを置き、塩コショウを少々ふる。上にとろけるチーズを乗せる。①、②共にオーブンで約10分、チーズが溶けたら出来上がり。

❸付け合わせに焼きりんごを添える。

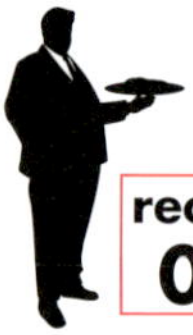

脂肪を燃焼させて代謝を上げるにはたんぱく質が必須!
ラカントSを加えた豆味噌をのせ、レタスで巻いて食すべし!

recipe 09 ひとくちビーフ&ポークカツ

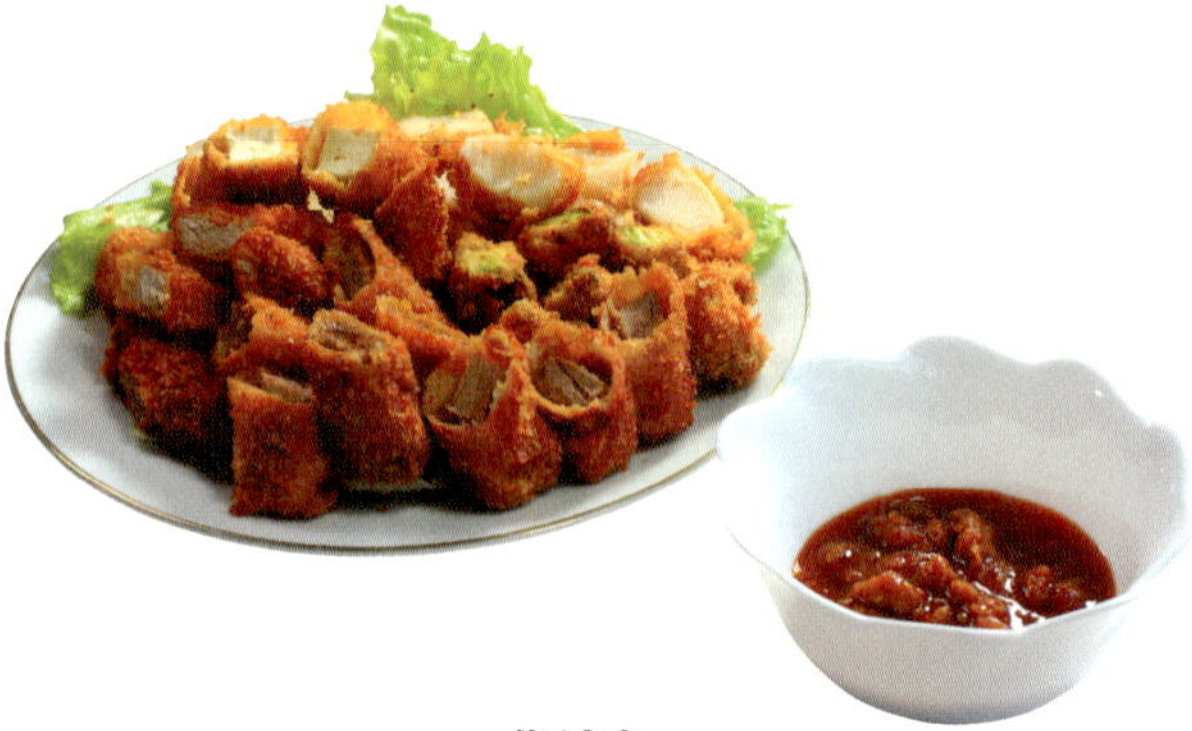

材料

牛赤身(ステーキ用)‥ 1枚
豚肉 ………………… 1枚
玉ネギ ……………… 1個
木綿豆腐 …………… 1丁
レタス ……………… 適量
塩、コショウ ……… 適量
オリーブオイル、ひまわり油
　…………………… 適量

〈衣〉
おからパウダー …… 大さじ2
薄力粉 ……………… 適量
粉チーズ …………… 大さじ1
糖質制限パン粉 …… 適量
卵 …………………… 1個

〈豆味噌〉
だし汁 ……………… 1/2カップ
水煮大豆 …………… 大さじ1
味噌 ………………… 大さじ2
ラカントS ………… 小さじ1

作り方

❶牛肉と豚肉は一口大の大きさに切り、両面に塩コショウをする。
❷木綿豆腐は水切りして、2×3㎝角の一口大に切る。玉ネギは一口大に切る。
❸①、②に薄力粉におからパウダーを混ぜた粉をつけ、溶き卵、粉チーズを加えたパン粉の順につける。
❹鍋にオリーブオイルとひまわり油を合わせたものを熱し、③を揚げ、レタスを敷いた皿に盛る。
❺豆味噌をつくる。鍋にだし汁、水煮大豆を加えて煮立たせ、味噌・ラカントSを入れて、よく混ぜながら弱火で1~2分煮る。

普通のせんべいよりも、かえって豪華なこのスナック。
糖質オフビールと共に頬張ればなお旨い!

recipe 10 カリカリチーズスナック

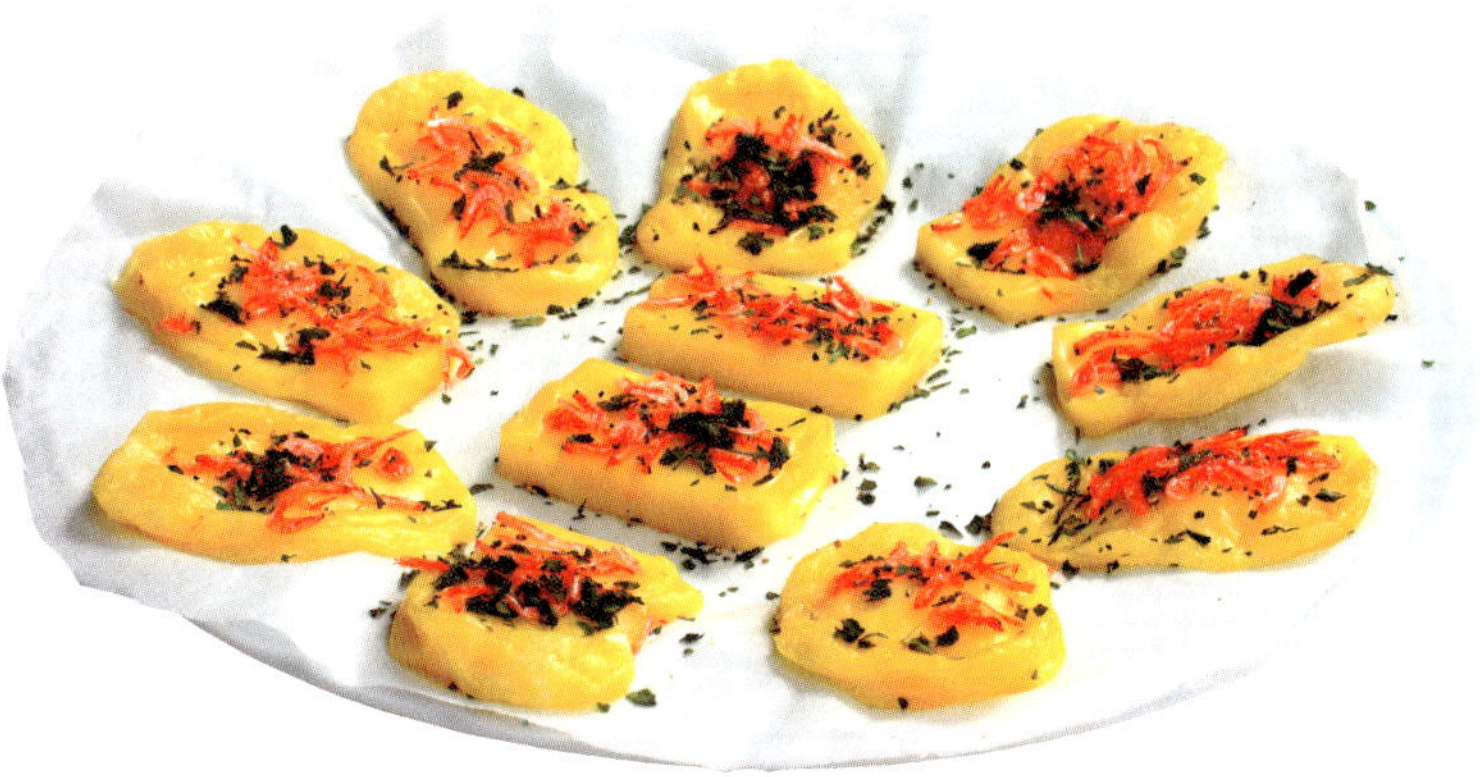

材料

切れてるプロセスチーズ ……………………… 11枚
桜エビ ………………… 小さじ2
きざみパセリ ………… 少々
黒コショウ …………… 少々

作り方

❶クッキングシートに、切れてるプロセスチーズを並べ、電子レンジに約3分かける。
❷チーズが膨れてきたら取り出し、上に桜エビを乗せ、きざみパセリ、黒コショウをふりかける。冷めたら出来上がり。

つけあわせは、モッツァレラチーズとトマト、バジルのカプレーゼ。ハムとチーズでイタリアンな一品に。

recipe 11

生ハム&ロースハムのチーズ巻き揚げ

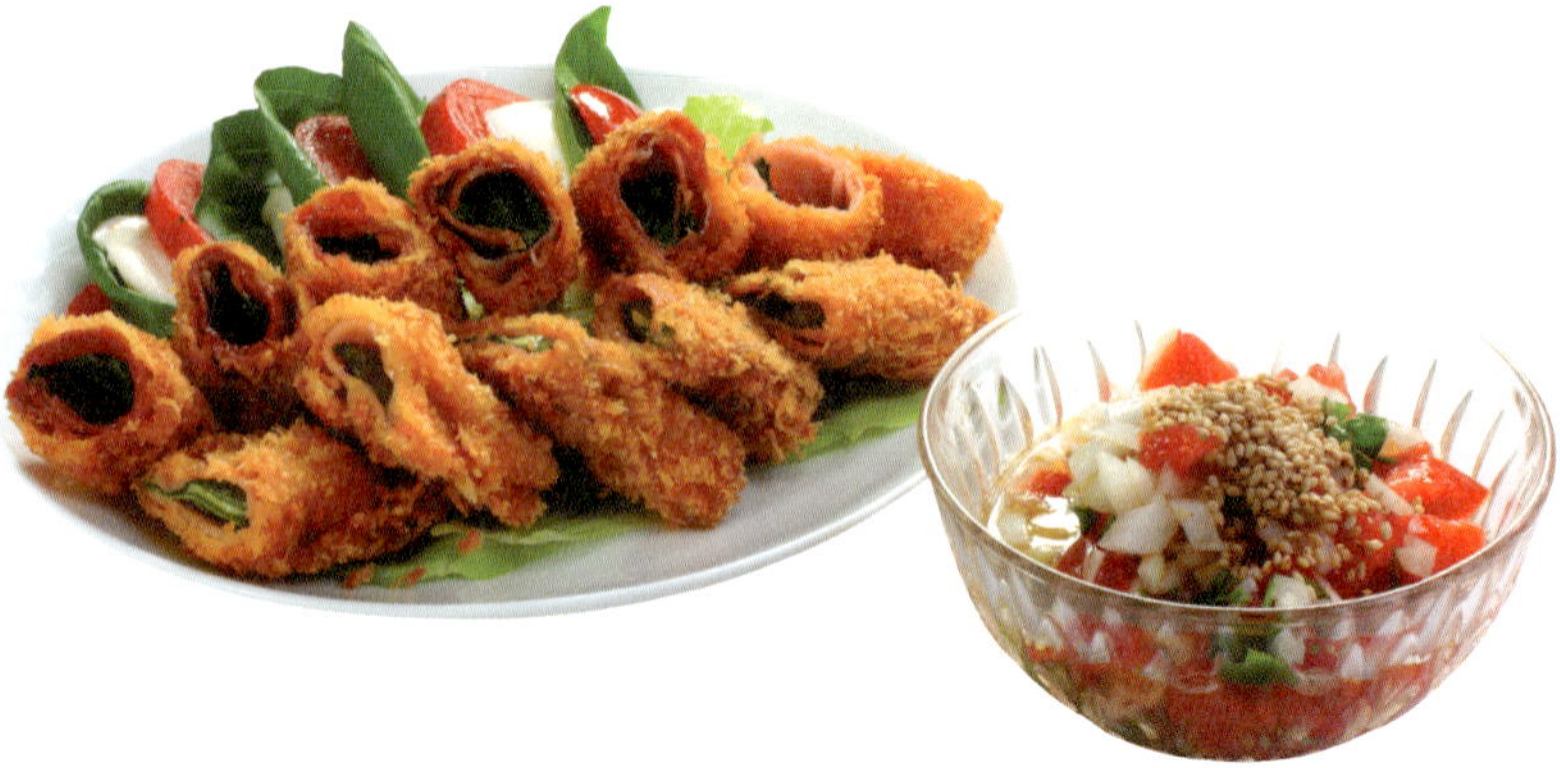

材料

ロース生ハム ………… 100g
大葉 …………………… 10枚
モッツァレラチーズ … 9～10切れ
ボンレスハム ………… 5枚
プロセスチーズ ……… 5切れ
オリーブオイル ……… 適量

〈衣〉
薄力粉 ………………… 適量
おからパウダー ……… 大さじ2
パルメザンチーズ …… 大さじ2
糖質制限パン粉 ……… 適量
卵 ……………………… 1個

〈ソース〉
玉ネギ（みじん切り）‥ 1/4個分
トマト（みじん切り）… 1/2個分
バジル（みじん切り）‥ 1枚分
オリーブオイル、ワインビネガー
…………………… 各大さじ2
塩、コショウ ………… 適量
白ゴマ ………………… 少々

作り方

❶生ハム巻きをつくる。生ハム2枚を縦横十字型に置き、大葉を巻いたモッツァレラチーズ1切れをしっかり包み込む。
❷ボンレスハム巻きをつくる。プロセスチーズを大葉で巻きボンレスハムの中に挟み、爪楊枝で一箇所を止める。
❸②に薄力粉とおからパウダーを混ぜた粉をつけ、溶き卵、チーズを加えたパン粉をまぶし、鍋にオリーブオイルを熱して揚げる。ソース材料を混ぜ合わせ、つけて食べる。

高糖質の餃子の皮を使わず、大葉とレタスで巻く!
サバの水煮缶でいい出汁がでた具だくさん味噌汁を添えて

recipe 12 ひと口餃子大葉&レタス巻き

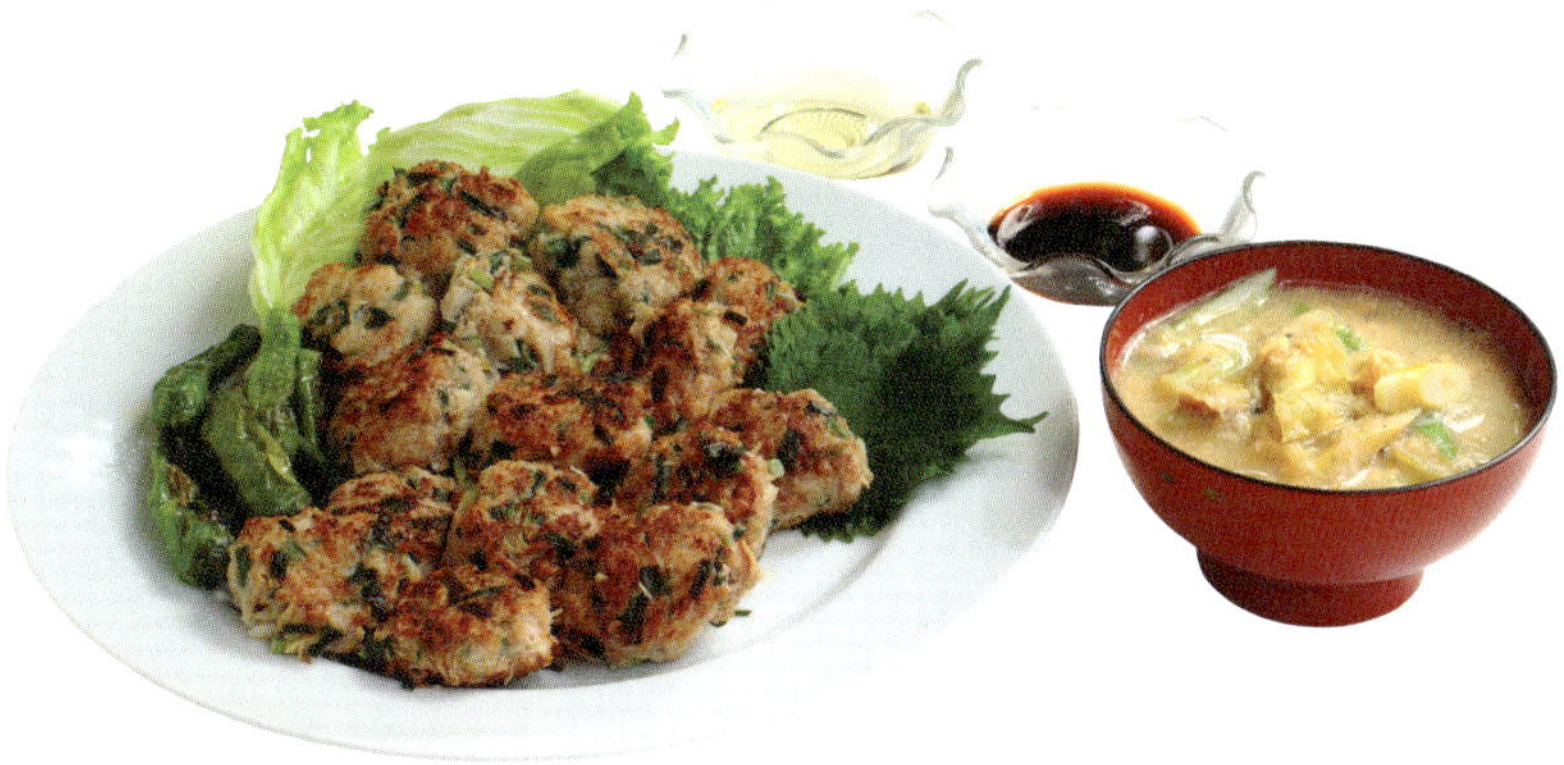

材料

豚ひき肉 ……………… 200g
キャベツ ……………… 50g
ニラ …………………… 1/2束
長ネギ ………………… 1/2本
ショウガ(すりおろし)… 1かけ分
しょうゆ、ゴマ油 …… 各小さじ2
大葉、サニーレタス‥ 各10枚
獅子唐 ………………… 5本
ゴマ油 ………………… 適量
酢、しょうゆ ………… 適量

〈味噌汁〉

カツオだし汁、味噌 … 適量
サバ水煮缶 …………… 50g
細竹の子水煮 ………… 6本
白菜 …………………… 1枚
薄あげ ………………… 1/2枚
青ネギ ………………… 1/2本

作り方

❶ボウルに豚ひき肉を入れ、みじん切りにしたキャベツ・ニラ・長ネギ、ショウガ、しょうゆ、ゴマ油をさらに加えてよく練り、ラップをかけて10分程置く。

❷その間に味噌汁を作る。カツオのだし汁にサバ水煮、竹の子、約1.5㎝巾に切った白菜、2㎝長さに切った青ネギ、細く切った薄あげを入れて、野菜がしんなりするまで煮る。煮上がったところに味噌は好みで適量を溶き入れる。

❸①の具材を一口大の大きさに小さく丸め、ゴマ油で両面焼く。つけあわせに獅子唐も焼く。

❹器に大葉とサニーレタスを盛り、その上に③を乗せる。大葉とサニーレタスでひと口餃子を巻き、酢じょうゆで食べる。

増量にひとやくかってるカリフラワーは
味がしみて、なんとも旨い！　試す価値ある味わい！

recipe 13 カリフラワーのチーズ焼き

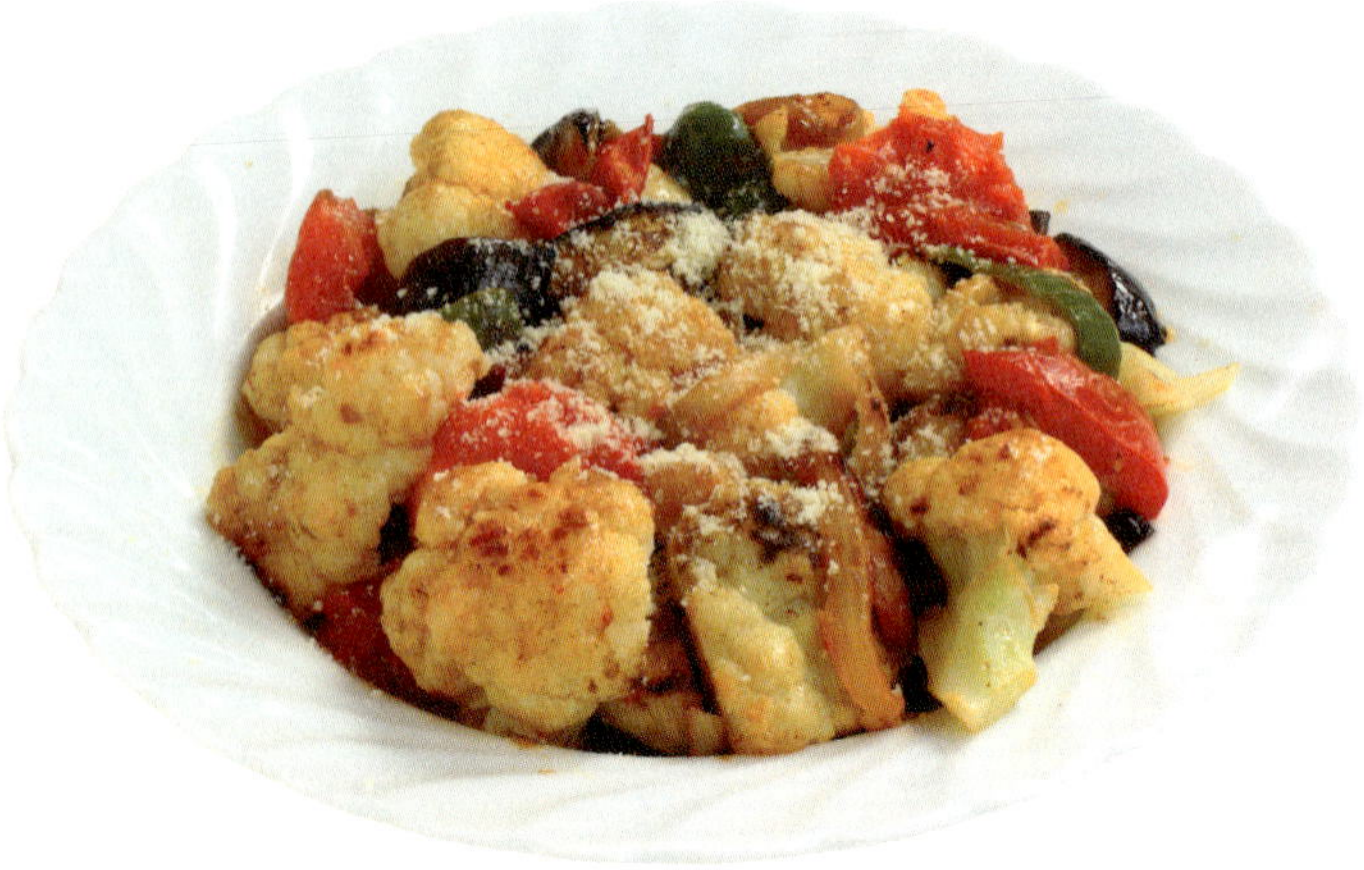

材料

カリフラワー	1個
トマト	大1個
ナス	2本
玉ネギ	1/2
セロリ	1/3本
赤パプリカ	1/2個
エリンギ	大1本
糖質0のベーコン	2枚
ニンニク	1かけ
パルメザンチーズ	大さじ4
ピザ用とろけるチーズ	大さじ2
オリーブオイル	大さじ2
塩、コショウ	適量
バター	小さじ1

作り方

❶カリフラワーは小房に分けて茹で、ザルに上げておく。

❷トマト、ナス、パプリカは大きめの乱切り、玉ネギは1㎝巾のくし切り、セロリは葉の部分をきざみ、茎は薄くスライス、エリンギは1/3長さに切り、縦に薄く切る。

❸フライパンにオリーブオイル、バターを入れ、スライスしたニンニク、2㎝巾に切ったベーコンを炒める。

❹③に①，②を加え、塩コショウをして混ぜ合せながら、よく炒める。

❺野菜が柔らかくなったら、弱火にしてパルメザンチーズを大さじ3ふりかけ、よく混ぜ合わせる。最後にとろけるチーズを上に乗せる。チーズが溶けてきたら大皿に盛り、パルメザンチーズ大さじ1を上にふる。

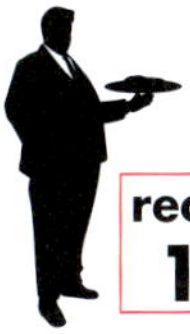

糖質の高い中華麺の代りに大豆パスタを使用。
大豆パスタ独特の臭みが中華味で旨みに変身!

recipe 14 大豆パスタの焼きそば

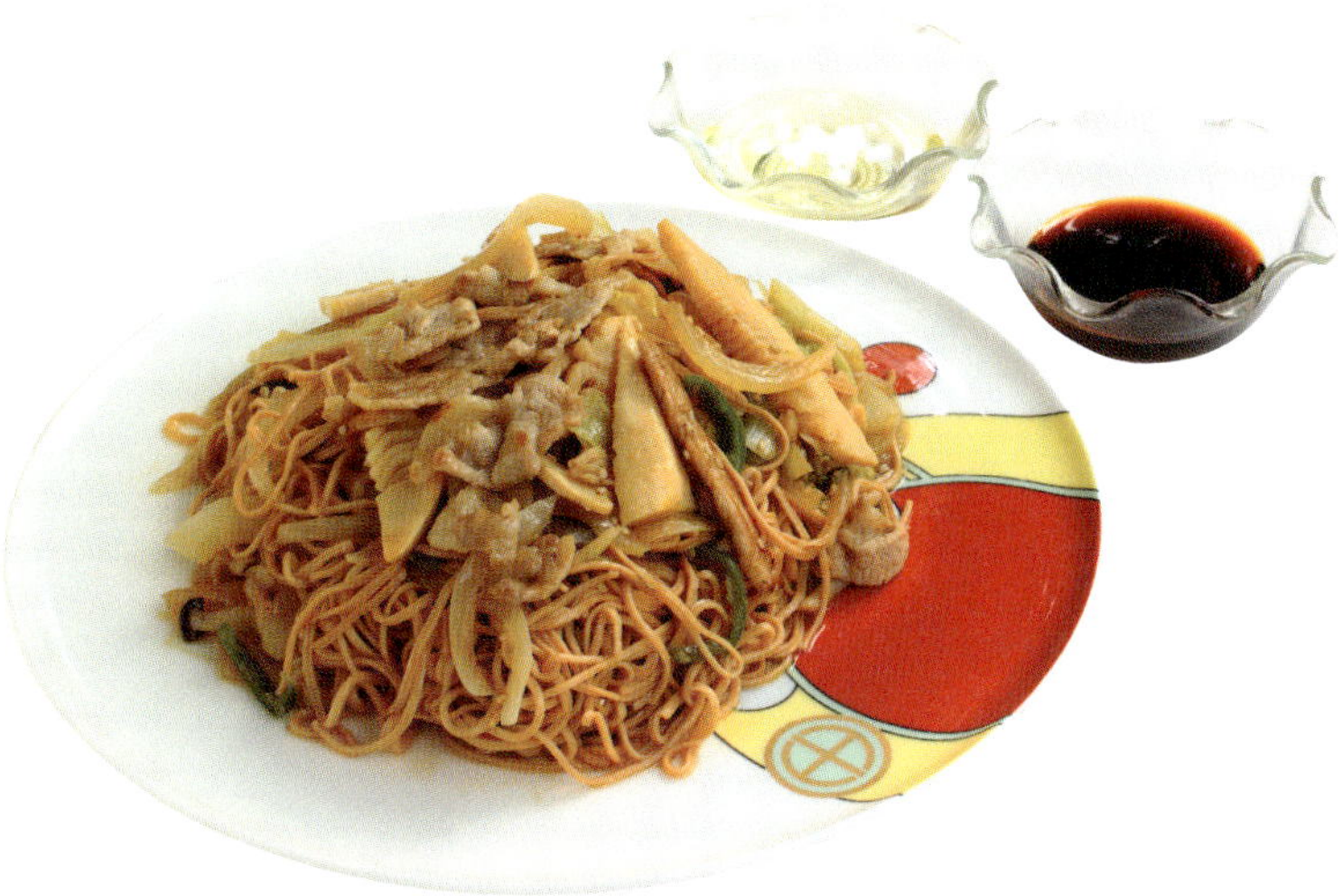

材料

大豆パスタ	100g
豚肉薄切り	2枚
むきエビ	50g
ゆで竹の子	40g
白菜	2枚
ピーマン	1/2個
しめじ	1/4パック
玉ネギ	1/2
ニンニク	1かけ
赤唐辛子	1本
オリーブオイル	大さじ2
酢、しょうゆ、和ガラシ	適量
塩、コショウ	適量

作り方

❶大豆パスタをたっぷりのお湯で茹で、ザルに上げる。
❷熱したフライパンにオリーブオイルを入れ、きざんだ赤唐辛子、スライスしたニンニクをかるく炒め、一口大に切った豚肉、むきエビを加えて炒める。
❸一口大に切った白菜、薄切りにしたピーマン・竹の子・玉ネギ、石突を取り、ほぐしたしめじを②に加え、塩コショウをして、炒める。
❹野菜がしんなりして来たら①を加え、カップ1/2ほどの水を加え、よく混ぜ、ふたをして弱火で2〜3分蒸し、しょうゆ大さじ1を回しかけ味をととのえ、皿に盛る。
❺酢、しょうゆ、和ガラシを添える。

糖質ゼロのしらたき、レタスと共に素麺を1/2束。
わずかな素麺量なのに、食べてびっくり普通に旨い!

recipe 15 しらたきレタス素麺

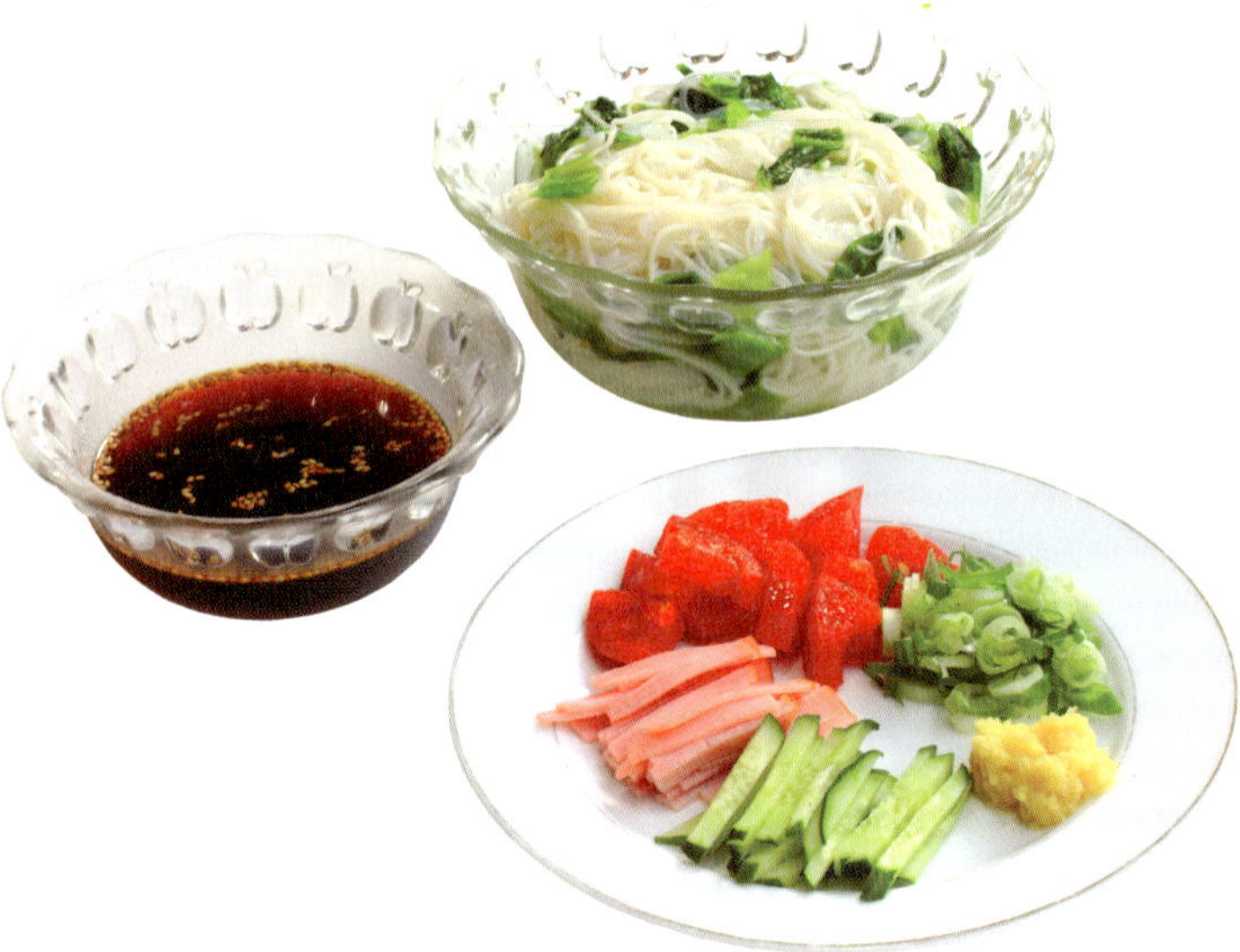

材料

しらたき………… 200g
素麺……………… 1/2束
レタス…………… 3枚
トマト…………… 1個
キュウリ………… 1/2本
糖質0のハム…… 1枚
ネギ……………… 適量
ショウガ………… 適量
いりゴマ………… 少々

〈麺つゆ〉

カツオ出汁……… 200cc
濃い口醤油……… 大さじ3～4杯
ラカントS……… 小さじ1/2

作り方

❶沸騰した湯でしらたきと素麺を湯がき、再沸騰したところに、細長く切ったレタスを加える。レタスがしんなりしたらザルに上げ、冷水で冷まし、ガラスの器に盛る。
❷トマトは小さめに切り、ハム、キュウリは細切り、ネギは細かくきざみ、ショウガはすり下ろし、皿に盛り付ける。
❸麺つゆ材料を混ぜ合わせひと煮立ちさせて冷ます。器に入れ、いりゴマ少々をふる。
❹③に②と①をつけて食べる。

「知的・おやじダイエット」3週間実践日誌

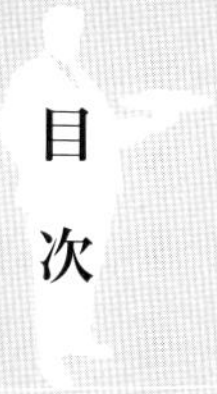

目次

第1章

糖質制限食を始めたきっかけ

第2章

身体が切り替るまでの3週間糖質制限生活とその葛藤について

第3章

「主食がいけない」という思いに捉われていた時代のお話

第8章

メタボからスマートに変身し、新たに拓けた世界

第9章

糖質制限食についての考え方

おわりに

はじめに

今、すぐやれば、まだアナタも人生と健康を取り戻せる

僅か3週間で20キロ痩せ、以前とは見違えるほど、全くスリムになった「自分」がいる。

この事実を私自身も最初はなかなか受け入れられなかった。何かの魔法にでもかかったかのように、毎朝体重計に乗るたびに、その数字が1キロ、2キロと減っていくのである。

しかも、糖質制限食を開始してから1週間目で変化が起き、10日目を過ぎるあたりから何か新しい「人生」のメイン・スイッチが、ポーンと音を立てて入った感じがした。

そのまま3週間が過ぎ、20キロ減に達した時点で、このままどこまで体重が減っていくのか不安になり、果物を食べて体重を戻したぐらいだった。

その後、再び糖質制限を続けていくと2ヵ月目で再び20キロ減の体重でピタリと止まり、全く動かなくなった。それから約2年半、私は2~3キロの増減

があっても、この体重を維持し、ウエスト20センチ減のスリムになった自分の肉体の変化を満喫している。

体重の減少はともかく、最も嬉しかったのは、現在も健康な状態を完璧にキープできていることだ。糖尿病と診断され、発覚時には9・3もあったHbA1C（ヘモグロビンエーワンシー、糖尿病治療の基準値、過去2ヵ月間の血糖平均値）は見る見る下がり、約4ヵ月で6・0に。半年後の10月には5・2と基準値内に下がった。以来、このHbA1CもJDS（国内基準）で5・1、NGSP（国際基準）で5・5を維持している。

最後に残っていたのが心血管イベントのリスク要因である悪玉（LDL）コレステロールだ。だが、これも136と基準値の140以下に収まり、総コレステロール値も211と基準値の219内をクリア出来た。

このパーフェクトなメタボリック・シンドローム克服と糖尿病治療の立役者となったのが、「スーパー糖質制限食」である。京都・高雄病院理事長の江部康二医師の提唱する、1日2食ないし3食の食事から、「糖質」を徹底的に抜く食事療法で、私はまさに劇的な大逆転劇を主役として演じることが出来たのだった。

まさに「おやじ」からの大変身である。もちろん年齢は59歳。かなりのおやじであることには間違いない。だが、私は加齢という時空を遡って10年前、いや20年前の自分に戻った感すらある。

その間の様々な出来事も全て振り出しに戻った気がする。

私はタイムスリップして、過去の時代に戻ったのか。いや、そうではない。ここにいるのは20キロ痩せたばかりか明るく健康になった「もう一人の自分」だったのである。

その自分に糖質を徹底的に制限することでようやく再会できたのだ。

過去2年半の糖質制限生活を続けていく中で、特に辛かったのが、「最初の3週間」である。だが、後から考えてみると、この最初の3週間を必死に駆け抜けた結果、現在の健康状態の光明に辿りついたのである。

最初の頃、見えていたのは、一度罹ったら治らないと言われる糖尿病と自分の不摂生が招いた、生活習慣病の真っ暗なマイナス・イメージだけだった。ところが、この暗闇の中に、ポツンと一つ前方に小さな小さな灯が灯った。それが江部康二医師の「主食を抜けば糖尿病は良くなる！」（東洋経済新報社）という一冊の書物であった。この単行本のおかげで、私は自分の命を救われ、生活習慣病がもたらすメタボリック・ドミノと糖尿病の死の淵から、全速力で引き返すことが出来た。そして、「糖質制限食」という救急車に乗り、生還することが出来た。

この本は、その最初の3週間の私の体験を中心に、糖質制限食を始める上で、如何に最初が大切かという実践記録を綴った記録である。

糖質制限食を維持するのに最も必要なことは、何故、糖質を制限しなければいけないか。その理論を正確に理解できる知性と、それを日々の生活の中で実践できる実行力だ。この二つさえあれば、始まりはゆっくりでいい、しかし休まず、たゆまずに続けよう。そのうち加速度がついて、糖質制限食という素晴しい「宇宙」を自由自在に航行できるようになる。

この本を読む読者の皆さんが、糖質制限食と出会って、それを始める際に最も大切な最初の3週間を過ごすきっかけになってくれれば幸いだ。まさしく「知的・おやじダイエット」。3週間後には、読者の皆さんもその仲間入りをしているはずである。

今すぐやろう。やればまだアナタも、人生と健康を見事に取り戻せるに違いない。

第1章

糖質制限食を始めたきっかけ

最初の糖質制限ダイエットが黄金の鍵

桐山秀樹。作家、59歳。身長167・8センチ、体重87キロ。人より、比較的健康だと少なからず自負していた身体が、2年前の夏、突然壊れた。と、いうより既に健康を害していたのを検査もせず、治療も後回しにして、どれほど悪い状態となっていたのかも全く知らなかったのだ。

その結果、酷いことになっていた。2年半前の2010年5月26日に、気分が悪いために近くの病院で行った検査の数値は、血糖値215。糖尿病の指標である過去2ヵ月の血糖値平均値、HbA1C（ヘモグロビンエーワンシー）は、9・4という高い数値だった。肝機能を示すγ-GTP（ガンマ・ジー・ティー・ピー）も、116。総コレステロールは、181であった。

血圧もむろん高かった。最高血圧が200以上、最低血圧が100近くあり、何時倒れても不思議ではない状況であった。

すなわち、典型的なメタボリック・シンドロームであり、高血糖による糖尿病、高脂血症、高血圧という、いわゆる「死の四重奏」が一見健康そうに見える、小太りの身体に充満していたのである。

この4つの「リスク」が、揃って少しずつ高い状態が、実は最も悪いことを当時の私は全く知らなかった。仕事柄、企業経営論やホテル、旅館などサービス産業については熟知していたものの、こと健康に対する知識は、全くといっていい程、持っていなかったのだ。

その結果、最も多くの人が健康について抱く、一番いけない誤謬である「自分だけはなんとかなる」という幻想に陥っていた。

血液検査による正常な基準値は、血糖値が70～109mg／dl、HbA1Cが4・6～6・2（JDS）。総コレステロールが140～219。中性脂肪が150未満。LDLコレステロールが140未満。γ-GTPが70以下である。2年半前の私は、どれひとつとして、この基準値内に入っていなかった。

ところが、そこから私は一目散に猛ダッシュして引き返した。

その結果が、2012年8月20日に行った血液検査だった。血糖値が空腹時で97。HbA1Cが5・1（JDS）、新たに取り入れられた国際基準のNGSPでも5・5（基準値は6・2～4・6）。最後まで悪かった総コレステロールも211、LDLコレステロールも136と全て基準値以内に収まり、善玉のHDLコレステロールも60に増えた。

血圧も薬を飲まずに、最高血圧が127、最低血圧が76——という数値である。つまり、全ての数値が基準値内に入ったのだ。

2年半前の全ての検査値が悪い、最低の状態から考えると、我ながらよくここまで健康を回復したものだと思う。

その「健康改善」の結果をもたらしたのが、まず最初に取り組んだ「糖質制限食」によるダイエットと血糖値大降下作戦であった。

「糖質制限食」、中でも一日三食の糖質を1食20グラム、一日三食で60グラムに徹底的に制限する。京都・高雄病院理事長の江部康二医師の提唱するこの「スーパー糖質制限」は、凄まじい効果を私の身体にもたらした。

体重は、開始3週間で、87キロから67キロに約20キロ減った。

2ヵ月後、67キロでピタリと体重減が止まり、2年半後の現在もリバウンドすることなく1～2キロの増減はあっても、この体重を維持している。

体重に続いて、血糖値が下がり始め、2週間後の2010年6月9日には、124に。

続いてγ-GTPがこの時、69に、更に2週間後には41に下がった。

前書きにも書いたように、なかなか落ちなかったのが、HbA1Cだ。これも2週間で9・5から8・5に、3ヵ月後には6・0に下がった。

続いて高血圧だが、薬を飲みながら約1年半後に正常値に。2年後には薬を服用しなくとも基準値内に下がった。

中性脂肪も3ヵ月で136から117に減少した。

私の身体で最後まで基準値に降下しなかったのが、総コレステロール値とLDLコレステロールだ。善玉のHDLコレステロールは半年で35・6から57に増加した。

最後に残ったのが、高脂血症治療で、これは当初医師の勧められるままにコレステロール降下剤を飲み続けた。だが、副作用の筋肉痛が出たため、これを中止。最後は自分の食事を冷静に分析し、コレステロールを上げる原因を突き止めた。

それは近くの手作りハム店で買う、ハム、ソーセージ類、鶏のもも肉の燻製であった。この店のハム、ソーセージ類、そして鶏のもも肉の燻製は、手作りで美味しい。糖質制限食ではハム、ソーセージ類は糖質が少ないため、おやつ代りに頻繁に食べていたが、これがどうもいけなかったのだ。そこで、スーパーで購入する通常のハムに切り替え、その量も以前の10分の1以下に減らしてみたところ、さしもの総コレステロール値とLDLコレステロールも基準値内に下がった。

総コレステロール値は、既に治療ガイドラインからはずれているため本来、問題はない。だが、LDLコレステロールが高いため、どうしても高脂血症と診断される。従って、この数値の改善が急務であった。そのため、毎日1時間近くウォーキングをしたが、最も効果があったのが、やはり食事の改善、「食事療法」なのである。

かくして2年半前の私は、メタボリック・シンドロームと糖尿病を引き金とする合併症、心筋梗塞、脳梗塞などのいわゆる「メタボリック・ドミノ」の崖っ端に立たされていた。

ところが、そこから、背後も見ず猛ダッシュで逃れられる結果となったのが、スーパー糖質制限食による「最初の3週間」であった。これを乗り切ったことにより、私は全ての検査数値が基準値に戻り、体重も20キロ減、ウエストも20センチ減で、3インチ細い細身のジーンズも履けるという「黄金の鍵」をこじ開けることが出来たのだ。

あの「3週間」がなければ、現在の私は存在しなかったと思う。まさに「糖質制限ダイエット」の賜物である。

きっかけは、「一冊の本」との出逢い

私が「糖質制限ダイエット」を始めるきっかけとなったのは、本との出逢いが発端だ。「糖質制限食」の提唱者である京都・高雄病院理事長の江部康二医師の書いた、「主食を

抜けば糖尿病は良くなる！」（東洋経済新報社）である。この一冊の本との出逢いによって、私は自分を死の淵に追い込んだメタボリック・シンドロームとその結果として発症した糖尿病とその合併症から回復。現在のスリムな身体と良好なコントロールを維持でき、全く新たな人生をスタートさせることになった。

この本との最初の出逢いに関しては、既に多くの著書で触れてきたが、それはまさに運命とも言えるものだった。

江部康二医師の本と出逢う前、私は文藝春秋社の「文藝春秋スペシャル」という雑誌から、アルツハイマー病の根本治療についてのルポを依頼された。それまで海外移住や国内移住、定年後の年金暮しの取材をしたことはあったが、医療ものの原稿執筆は初めてのため、アルツハイマー病の最先端研究を行っている京都大学薬学部や東北大学、順天堂大学などの専門研究者に取材。その現状を雑誌記事にまとめようとした。

こちらも大変重要なテーマであり、取材はその後足かけ3年に及んだ。アルツハイマー病の根本治療薬を開発しようという医師達の取り組みについては、近く一冊の本にまとめて出版しようと思っている。

その取材の途中で「脳ドック」を開発した福島県の病院に行き、アルツハイマー病に罹っていないかを調べるテストを受けた。この時、病院側の好意で前日から宿泊し、血液検査などを行なってくれることにもなっていた。だが、当時の私は忙しさを理由に血液検査は断り、脳テスト体験だけで取材を済ませてしまった。血液検査を受けると、何となく他の病気が発見されそうで、実は怖しかったのだ。

今から考えると、その時既にメタボリック・シンドロームから糖尿病を発症していた。後日、それを告げた当時の季刊雑誌の女性編集長からは苦笑された。しかし、それほど健康問題に関しては、自身で積極的に取り組む意思が弱かったのだ。

これと同時期に「週刊新潮」という週刊誌の連載で定年前の健康管理について記事を執筆した。その際も、取材に訪れた群馬県高崎市内の眼科専門病院で「アイ・ドック」体験をし、眼底検査の結果「糖尿病かもしれないから一度検査してもらって下さい」と指摘されていた。

だが、その際も結局、執筆の忙しさを理由に結局、後回しにし、いわば「神様がくれたサイン」を見過ごしてしまったのである。

そのツケが、2年半前のゴールデン・ウィークに一気に襲ってきた。出版マスコミの定例として、毎年この時期前は取材スケジュールと入稿ラッシュが重なる。この時、疲労もあって、取材相手や担当編集者が風邪を引いていると、それが伝染って必ず私も風邪を引いていた。今から考えると、それだけ身体の免疫機能が落ちていた証拠だった。

この時も、ゴールデン・ウィーク前に引いた風邪をなかなか治せないまま、地方取材へと出かけていた。その結果、風邪をこじらせてしまい、締め切りを全て終えた後、気分が悪くなった。食べたものを就寝中に戻すことにもなった。吐き気がすると通常はトイレに行くのだが、その余裕もない程、気分が悪かった。さすがに鈍い私も不安になり、妻にも勧められて、近くの開業医を訪れた。その結果、血液検査で糖尿病と診断されたのである。

「非常にコントロールが難しい状態です」とこの穏やかな医師は私に告げた。先に挙げたような、メタボリック・シンドローム、糖尿病、高脂血症、高血圧の「死の四重奏」がそれぞれ基準値を大幅に超えて、かなり悪い状況であったのだから無理はない。

医師の判断で、近くの糖尿病専門医に紹介状を書いてもらい、タッグチームを組んで治療することになった。

「何で、こんなになるまで放っておいたんだ。膵臓が半分壊れてます」

紹介された糖尿病専門医から、最初にあびせられたのが、この一言だった。

ただでさえ、気分が悪いのに、この先制攻撃で私は余計に落ち込んだ。私は、自分の仕事が物書きであり、ホテルなどのサービス業の取材も多かったので、グルメ雑誌に執筆する機会も多く、締め切りで徹夜することも多かったと弁明した。だが、この医師はコンピュータ画面を見たまま、こちらと対面もしないで、数値の悪さのみを指摘する。その時、私は糖尿病数値を一刻でも早く良くしないと、このコンピュータ医師から逃れられないと直感した。

このあたりは、作家のカンで、事実その通りだった。薬をもらって帰る途中、さて、どのようにして数値を改善してやろうかと私は考えた。

実は以前から私は、郷土が生んだ英雄である織田信長を深く尊敬していた。日本歴史の専門書や雑誌を熟読していた。日本史の中でも特に面白いのが信長、秀吉、家康の生きた戦国時代と、龍馬や西郷隆盛が活躍した幕末にかけてである。私は、これらの歴史を執筆が終った時などによく読んでいた。

その中でも、最も好きなのが織田信長公であり、こういう時なら信長公はどう対応されるだろうかと考えた。

織田信長は、その50年余の生涯において、何度もピンチに襲われており、これを知恵と勇気で乗り越えている。その天才、信長を超えようとした腹臣、明智光秀の稀代の裏切りによって、最後は生命を自ら絶つのだが、この運命の死を迎えるまで、信長は死中に活を求め続け、リスクを犯して、天下統一という大きな野望を手にする寸前まで成功し続けたのである。

その信長にとって、生涯最大のピンチであり、後に最大のチャンスともなったのが、有名な「桶狭間の戦」であった。永禄3年（1560年）5月。東海の雄、今川義元は2万余の大群を率いて、隣国・尾張に進攻した。

守る織田信長は、主従約2000。しかし信長は、ここで乾坤一擲、国境の桶狭間で勝負を挑んだのだ。

その時、信長公が考えたのは、ただ一点。敵の総大将、今川義元の首を取ることだった。彼は、持てる力の全てをその一点に集中し、今川の本隊が桶狭間に向かい、田楽狭間に休止したという情報を得ると、簗田政綱の進言をいれ、迂回して義元の本陣、田楽狭間を急襲。休息で警備をゆるめていた今川本隊を襲い、義元の首を討った。

メタボリック・シンドロームと糖尿病、高脂血症、高血圧と診断された時の私は、まさに桶狭間に敵の大群を迎え撃つ織田信長の心境だった。

既に血糖値の高い状態が続き、血管も相当痛んでいる。幸い風邪によって発見されたのをきっかけに、小休止しているが、何時また大群で包囲網を敷いてくるか分からない。

自身の身体と心が弱っていて、相手の糖尿病軍が安心している（と、私は思った）今、こそ、敵の大将の首を取るべきだ。

その時、「ここに敵の本隊がいますぞ」と簗田政綱の如く、総大将の居場所を教えてくれたのが、江部康二医師の著書なのである。

この書籍のおかげで私は「糖尿病という難敵の大将は、糖質にあり」と知ることが出来た。自身も糖尿病患者である江部康二医師は、その治療体験と共に、医師としての研究成果を加え、世に問うていた。

それが「主食を抜けば糖尿病は良くなる！」であった。

自分で出来ることから即、始める

ならば、大将の首を取ろうと私は考えた。

敵の大将を叩くには、油断させておくことと急襲が重要である。つまり、安心させておいて突然叩くのだ。

糖尿病専門医から叱責され、落ち込んで帰った当日から私は、密かに糖質を急襲する作戦計画を練った。それには、敵の正体を知ることが重要である。

とりあえず、糖尿病専門医の病院の待合室にあった糖尿病やその合併症の危険性、メタボリック・シンドロームの怖さを警告するパンフレット類を持ち帰って読んだ。「糖尿病らしい」と告げると、心配したパートナーで文芸評論家の吉村祐美からも怒られた。それまでの生活振りを見れば無理もない。全く男はツライよ、トホホという心境であった。

血糖降下薬、血圧降下薬、高脂血症薬と最初の開業医からもらった風邪薬を服用しながら、入手したパンフレットを熟読したが、糖尿病は一度罹ったらもう治らない怖しい病気であると分かった。しかも、悪化すると網膜症による眼の失明。手足の痺れや痛みによる神経障害と足の壊疽という合併症。引いては、脳卒中や心筋梗塞などを引き起すとある。

こうした医学パンフレット類を読んでいて、私は心底怖しくなり、その晩は眠れなくなった。

不安のまま夜が明け、私は一晩中自分の書斎にある様々な資料や雑誌類に寝付かれないまま目を通していた。すると執筆したアルツハイマー病の治療最前線をルポした記事の載る「文藝春秋スペシャル」の号に、作家・宮本輝氏が糖質制限食という食事療法を自宅で実践し、糖尿病数値が目覚しく好転したことが、体験記事として発表されており、手作りの家庭料理も1週間分紹介してあることに気付いた。

この雑誌を読みながら、私はもう一冊の雑誌が企画した「満腹ダイエット」（プレジデント社）という別冊特集のことを思い出した。

以前、何度か食のルポ記事を書いたことがある食雑誌「ｄａｎｃｙｕ」の別冊ムックである。

早速、旧知の編集長に電話をかけ、糖尿病になったことを告げると、翌日、そのムックと一冊の本を宅配便で送ってきてくれた。この行き届いた配慮が、医師の叱責で落ち込んでいたおやじの心には嬉しかった。

誰も好きこのんで糖尿病や生活習慣病になったわけではない。反省してみると、自堕落で不規則な生活もむろんあったが、職業柄、止むを得ない部分も多々あった。また、生真面目に仕事に取り組む余り、つい毎日の規則正しい食事や就眠、生活習慣などを二の次、三の次にしてしまう部分もあった。

ところが、それを糖尿病専門医は一切聞き入れてくれない。ならば、自分で早く治して、1日でも早く病院から去る必要があると私は思った。

編集長が送ってくれた江部医師の「主食を抜けば糖尿病は良くなる！」は届いた翌日の昼から読み始め、夜には読み終えた。そして、次の日の朝も早起きしてもう一度読んで、糖尿病という「敵の大将」の首を取るには「糖質」を制限することが大事だと分かった。

では、どうするか。即、行動するしかない。

早速、早起きした日の朝から、自分でトマトを輪切りにし、フライパンにオリーブオイルを入れてトマトを並べ、真ん中に玉子を割り、蒸し焼きにするメニューと、ベーコンをこんがり焼いた朝食を自分で作ってみた。

これがその後、2年半余り続けた［糖質制限ライフ］の記念すべき始まりだった。

朝早くから料理している私を見て、パートナーの吉村が不思議がり、「何やってるの」と声をかけた。「うん、糖質制限。これで糖尿病を治すんだ」と私は答えたが、確たる自信があるわけではなかった。だが、何かを始めることによって、糖尿病による漠然とした不安と心の落ち込みから何とか逃れようと思ったのである。

というより、そうせざるを得ないような追い詰められた心境であった。

このまま糖尿病が悪化すると、足を使って歩く取材や体力を要する執筆の仕事にも差しつかえるのではないかという不安があった。

そこで、江部医師の本を何度も熟読し、早速、糖質制限食を始めることにしたのだ。始める以上はすぐに効果が出るものでなければ、まだるっこしいことはやっていられない。しかも、出来るだけ、簡単で分り易いものでなくてはならない。この点、従来までの糖尿病治療の食事療法であるカロリー制限は、厳し過ぎ、絶対に長続きしないだろうと思った。

また、トレーニングウェアを着ての早朝からのランニングなどの運動も、自分ならまずやらないだろうと思った。

だが、やる以上は失敗したくない。多少大変でもやるだけの効果があるものにしようと私は考えた。

江部医師が自ら糖尿病患者として実践し、医師としても推奨している「糖質制限食」は、無理な運動をせずともよい。食事を作る際にも面倒な計算は必要ない。大まかに食品の糖質量を頭に入れ、それを基に毎日の食事を組み立てていけばいいというものだった。しかも、肉、魚、大豆製品OKだからボリュームたっぷりに食事が摂れる。また、蒸留酒のウィスキー、焼酎、それに赤ワインも適量なら問題ない。要は、糖質を多く含む「主食」を取らないこと。これさえ守れば、運動せずとも痩せ、たらふく食べても痩せるという。まさに「満腹ダイエット」とも「ズボラ・ダイエット」とも呼ばれる由縁である。私は、この「ズボラ・ダイエット」というネーミングが気に入った。

生来、ズボラなことなら得意である。その得意なことを生かして、何とか糖尿病治療を成功させてみようと思った。

「糖質制限」という言葉がイメージするものは、何かを我慢する、制限して耐えるという厳格なイメージがあるが、実際には、基本理論さえ飲み込めば、自分でやりやすいように工夫していけばいいので、非常に取り組みやすかった。

こうして糖質制限食を始めたのは、糖尿病発覚後3日目である。何よりもスピード感と最初の3週間ぐらいまでの序走期間が一番大切だと思った。それ以上続けても効果が出ないとなると、効果そのものを疑い出し、結局止めてしまうのではないかと自分でも思ったのである。

カロリー制限の場合、必死にそれを実践しても、糖尿病の診断基準であるＨｂＡ１Ｃが６・１％以下になる患者は、全体の30％に満たないという。この数字を知って愕然とした。

ならば自分でとにかく出来そうなことから始めようと、思った。

身体を治す「優先順位」をつける

ピンチを脱出する際、重要なのは物事に優先順位をつけることだった。

メタボリック・シンドロームや糖尿病治療でも全く同じことが言える。特に私の場合、メタボリック・シンドロームに、糖尿病、高脂血症、高血圧という「死の四重奏」のテーマが静かに、人生を流れつつあった。そこで、これに優先順位をつけて、まずこの合奏を中止させることが先決である。

それには、どうするか。メタボリック・シンドロームや糖尿病の合併症の怖しさを解説する書籍類を読みながら、最初に退治すべきは「肥満」であると分った。

肥満は、健康の結果、太っているのではなく、それ自体が「肥満病」ともいえる病である。

現在、メタボリック・シンドロームの診断基準とされているのは、次の４項目だ。ウエスト周囲径、男85ｃｍ以上、女90ｃｍ以上。更に以下の２つ以上に当てはまるとメタボリック・シンドロームと診断される。

脂質代謝異常、中性脂肪１５００ｍｇ／ｄｌ以上、またはＨＤＬコレステロール40ｍｇ／ｄｌ未満。高血圧、収縮期血圧１３０ｍｍＨｇ以上、または拡張期血圧85ｍｍＨｇ以上。空腹時血糖１１０ｍｇ／ｄｌ以上。

２年半前の私は、この全ての項目を上回っていた。

また、肥満の基準とされるＢＭＩ〔体重（ｋｇ）÷身長（ｍ）の２乗〕値においても、体重87キロ、身長１６７・８センチであったから、30・８と26・４以上の「病的肥満」の部類に入っていた。これを少なくとも26・４未満、24・２以上の「過体重」か、それ以下に一刻も早く落とさなければならない。

そこで私は、糖質制限食の持つ劇的なダイエットの短期効果に着目。まず体重を短期間で徹底的に落として、心臓の負担を軽くすることを最優先課題に置いたのだ。

先の「満腹ダイエット」には、糖質制限食の導入で、体重を50キロと30キロ落とした都内の有名レストランの２人のシェフのエピソードが紹介されており、自分もそれを実現することが出来るかもしれないと思っていた。

これに加えて、食事で糖質を摂らなければ血糖値は上昇しないということも、江部医師の本を読んで理解した。

その状態を継続していけば、糖尿病診断の基準値である、2ヵ月間の血糖値の平均値、HbA1Cも次第に下がっていくだろうという読みがあった。

今から考えると、この「優先順位」のつけ方がドンピシャリ大正解だった。その結果、糖尿病コントロールを良好にもたらし、メタボリック・シンドロームの全ての診断基準から、最速で脱出できる原動力となったのだ。

もし、私が過去の糖尿病治療の常識やダイエットの常識に捉われて、例えば、翌日からランニングシューズを履いて、太った身体で毎朝ランニングを始めていたら、おそらく3日は続かなかったかもしれない。「またダメか」という思いにも襲われたことだろう。

87キロの重い体重に、朝起きたばかりのネバネバ血液の中で、無理なランニングをすれば、たちまち「ピーポー、ピーポー」と救急車を呼ぶハメになったかもしれない。少なくとも重い身体でランニングすることで、膝を痛めて走れなくなったに違いない。とにかく、私は、まず「糖質制限食」のスピーディで、劇的なダイエット効果を信じて、まず体重を最も先に落として、心臓負担を和らげることにした。

しかる後、ダイエットを達成してから、軽くなった身体でウォーキングを少しずつ取り入れるようと考えた。こうして優先順位をつけたのだが、中でも最も大切なのが、スタートダッシュだと考えた。まず、最初の3週間。ダマされたつもりになって、一日三食、1回20グラム、1日60グラムのスーパー糖質制限を徹底的に実践してみることにした。

それも、始める時は迷わず、すぐその日から始めることにした。糖質制限食を始めようかどうしようか。実はいざとなると迷う人が意外に多い。

しかし、成功した人は例外なく、「よし、それを俺、今日からやろう」と宣言して、その日、あるいは次の食事から始めている。こうした人ほど、早く結果も出る。そして、もっともっとと糖質制限食を継続しようというモチベーションが高まっていく。

すなわち、「最初の3週間」が糖質制限においては、最大の勝負期間なのである。この最初の時期に、集中して糖質制限食を始めると、早い人で1週間後、遅い人でも10日後に、身体の代謝モードが、それまでの糖質を摂ってエネルギー源としていた「ブドウ糖、グリコーゲンのシステム」から、貯積した脂肪を燃やしてエネルギー源とする「脂肪酸・ケトン体のシステム」へと変わる。この時、まさに「ポン」という音がしたように、私には思えた。そこから毎日1〜2キロ、時には3キロ近くグン、グン、グンと体重が減っていったのだ。

このように、糖質制限食の存在を知ったらまずは、3週間徹底して一日三食の「スーパー糖質制限食」を実践すべきだ。そして、この食事療法が持つスピーディで劇的なダイエット効果を実感し、更に継続するモチベーションを持たせることが重要なのである。

きっかけは、何でもいい。私の様に糖質制限食を続けている人に出逢った。本で読んだ。ネットで見た、テレビで知った――等々、とにかく理論を知ったその日から、即座に始めて、最初の3週間後で何キロ減という具体的な「記録」を出すことが大事なのである。

糖質制限食の効果を確かめるためには数値の測定も重要である。家に体重計が無かったら体重計を購入し、ついでに血圧測定器や血糖自己測定器（医師の処方箋があれば買える）も揃えて、毎日、数値を測定し、記録していく。

後は、その数値が前日より下降線を辿るように、自分自身で生活習慣を工夫して、より健康なものに変えていけばいい。

こうして、糖質制限食を始めた最初の3週間は、運動も何もせず、ただ糖質の少ない食品をお腹いっぱい食べ、特に夜は量も軽く済ませた。そして、蒸留酒はOKなことから、ウィスキー、焼酎、赤ワインを適量飲み、そのまま夜10時過ぎには寝てしまった。まさしく「ズボラダイエット」である。

糖質を摂ると膵臓から大量に追加分泌されたインスリンというホルモンは、ブドウ糖をエネルギーに変える働きのほかに、余分に摂取し、運動不足などで消費されなかったエネルギーを脂肪として皮下脂肪に蓄える働きを持つ。

このインスリンが活発に分泌されるのが、夜なのだ。夜に大量に糖質を多く含む食事を摂ることは、太る元凶である。いわゆる「夜のドカ食い」だ。

一方、朝はしっかり食べても、蓄えられた脂肪をエネルギーとして排出するグルカゴンというホルモンが沢山出ているので、エネルギーに変換されるので太らないのである。

また、夜の10時から深夜2時までは「脂肪を燃焼させるゴールデン・タイム」と呼ばれており、寝ていると二度、脂肪を燃焼させるホルモンが出る。繰り返すが、この時寝ていないと脂肪は燃焼されないのだ。

糖質制限食を始めると同時に、そのメカニズムや栄養の仕組みを学び始めると、誰でも「健康リテラシー」が身につくため、どんどん面白くなる。こうした前向きのモチベーションを最大限に高めていくためにも、とにかく最初の3週間の過ごし方が最も大切なのである。

この最初の3週間を完璧に糖質制限できれば、私のように2年半続けても一向に平気になる。今では「趣味は糖質制限」とばかりに、この新たなライフスタイルを継続することを最大の楽しみにもしているのだ。

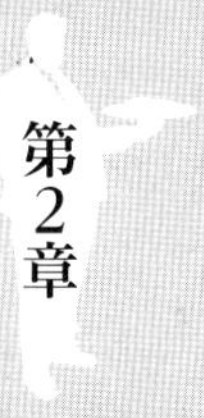

第2章

身体が切り替るまでの3週間糖質制限生活とその葛藤について

重要なのは、最初の3週間

「糖質制限食」と一口に言うが、実はそのやり方は、人さまざまでいい。自分の生活実態に合せて、オリジナルなスタイルを工夫するのが一番よいのである。「糖質制限食」の提唱者である江部康二医師は、これを「テーラーメイド・ダイエット」と呼んでいる。すなわち、自分の体型に合わせて、オシャレな服をデザインするように、自分の体質、病状、嗜好に合ったテーラーメイドの食事療法を工夫するのだ。

私の実体験では、3週間、3ヵ月、3年間が糖質制限食を行なう時の重要な節目の期間だと思っている。中でも、大切なのは最初の3週間だ。

正直な話、この最初の3週間で糖質制限食生活にキチンと入れるか否かで、その後の展開が全く変わってくる。

前著の「おやじダイエット部の奇跡」刊行以来、同部への入部希望者を含め、糖質制限ダイエットに成功した数多くのおやじや女性達に会っているが、せっかく始めてもキッチリ成功する人と、やってはみたものの、どうも成果が出ない人に分かれるようだ。

成功した人は殆んど、最初からキチンと糖質制限食を始め、極めて短期間で以前の体重から10～15キロ減を達成している。中には私のように20キロ減も少なくない。糖質制限食、中でも一日三食の「スーパー糖質制限」をキッチリ行なうと、誰でもそうした「驚くような変身」が出来、周囲を驚かせることが出来るのである。

決して、私が特別ではない。キチンとやれば誰でも結果が出せるのが「糖質制限食」なのである。

もっと重要なことをここで言っておこう。実は糖質制限食は、以前デブだった人ほどグングン痩せることが出来る。何故なら、既に記したように、糖質を一定時間制限することで、それまで機能していた「ブドウ糖・グリコーゲンシステム」が機能できなくなる。その結果、本来人間に備わっていたもうひとつのエネルギー・システムである「脂肪酸・ケトン体システム」に切り換るからである。つまり、かつてデブだった人ほど痩せることが出来る「魔法のダイエット」なのだ。

つまり、2年半前の私のように、メタボリック・シンドロームに悩まされていた人ほど、体脂肪をタップリと貯め込んでいるわけだから、燃やす側も燃やし甲斐がある。それで10キロ、15キロと簡単に痩せていく。

誤解しないように願いたいが、この糖質制限食は、痩せている人にとっては、それ以上に痩せることは出来ない。むしろ太ることとさえある。しかし、糖質制限食の実践によって身体の血流が活性化し、無駄な体脂肪も減って、以前より引き締まった身体になる。

中には、痩せていても糖尿病になる人も少なくない。そういう人も、糖質制限食で血糖値が降下し、血糖値コントロールが良化すれば、糖尿病の更なる進行を食い止めることが出来るのだ。

さて、その最も重要な最初の3週間の過ごし方についてである。

この点でまず、断っておきたいのは、私の場合物書きという職業柄、極端に言えば24時間、自分の時間が自由になったということである。

実は、この利点を当時の私は最大限に利用することにした。短期間にとにかく徹底して「糖質制限」を行なったのである。その結果、人より効果が早く出たことは否めない。

筆者はフリーの物書きである。一般のビジネスマンの様に有給休暇も取れない。従って休んでいれば休んだだけ、収入も減るし、生産も減る。だから短期決戦で結果を出すことに集中せざるを得なかったのだ。

休みを取ったのは正味、3週間だった。仕事のことを考えると正直、これが限度であった。それ以上休むと、月刊誌なら2ヵ月分の締め切りを逃すことになり、3～4ヵ月は収入が途絶えてしまう。それ故私は、今川義元の大群に攻め込まれた織田信長の様に、桶狭間の決戦ならぬ、糖尿病とその合併症の闘いで、敵の大将の首を取らざるを得なかったのだ。

江部医師の著作を始め、糖尿病治療に関する様々な関連書籍を集中して読んで、私はおぼろげながらに光明を見出した。「敵は、糖質にあり」。糖質過多の食生活と締め切り重視の朝、夜もない生活を続けていた50代後半のおやじ作家にとって、これからの生涯を賭ける「大一番」がやってきた。

最初の３週間が大切と書いたが、この間に緒戦の勝利を収めないと、フリーの制約もあって、そのまま普段の生活に戻り、ずるずると後退しそうな気もした。とにかく、最初の３ヵ月で何が何でも具体的な戦勝を収める。

そう考えて、糖質制限食に臨んだ。

今でも思い出す、初日の朝食は、以前週刊現代の健康な朝食特集で、ある有名医師が食べていた「輪切りトマトと目玉焼の蒸し焼き」であった。

これは、オリーブオイルをたっぷりとフライパンに引き、輪切りにしたトマトを周囲に並べ、真ん中を空けて、そこに卵を割りほぐして目玉焼きにする。これを朝7時に起きて自分で作り始めた。まず第一食は、これで済んだ。意外に簡単で作る側が拍子抜けする程だった。

当初は、医師の指導で血糖降下剤や高血圧治療薬を併用していたから、薬を飲み、そのまま休養した。その間、枕元で江部氏の著作や糖尿病治療に関する本を読み、読み終えるとパートナーの吉村祐美の眼に止まるよう、キッチン兼リビングのテーブルの上に置いておいた。やがて本好きの彼女も江部氏の著書を熟読し、糖質制限食を理解してくれた。こうして二人で一冊の本を読み、私が読み終えると糖尿病の最新治療についての新書類を買い求め、またテーブルの上に置いておくという生活を続けることになった。

糖質制限食の難しさは、開始した日の昼からすぐ直面した。糖尿病が発覚する前、私が自宅にいる際は、パスタか信州そばなどの麺類、あるいはマルちゃんの蒸し焼きそばをどちらか作って食べるという生活をしていた。

糖質制限食を始めた当初は、一日三食キチンと食べなくてはならないという常識にとらわれていたため、午前11時頃から自分で昼食の準備をしようとしたが、さて、何を作ればいいのか分からない。麺類と朝食ぐらいなら執筆の合い間に調理していた自分には何も作るものがないことに気付き、愕然とした。パスタ類や乾麺のそば類が保管してある戸棚を開けても食べるものがない。素麺もビーフンも駄目である。

かといって、最初の日からダウンしていては何もならない。そこで、豆腐があるのを思い出し、韓国料理にあるジョンを作った。これは卵を割りほぐし、塩を少々入れて、豆腐のサイの目に切ったものを混ぜ、ゴマ油をフライパンに引いて両面焼く、これとソーセージがあったので、５～６本まとめて焼いて昼食にした。

　そしてまた読書と散歩である。歩きながら何とか3週間前後で体重を減らしてやろうと思った。ところが当初は、血糖値を下げる薬を飲んでいたため、散歩する午後2時頃になると低血糖症状を起こし、しばらく座って動けなくなるほど気分が悪くなった。

　やはり、糖質制限食は身体に悪いのではないかという不安がふと頭をよぎった。だが、江部医師と作家の宮本輝氏の対話本「我ら糖尿人、元気な理由」を読むと、宮本氏が低血糖状態をしのぎにしのいで糖質制限を続けたという下りがあった。これを読んで、なるほどどそんなものかと耐えるだけ耐えた。時には、吉村と二人でスーパーに買い物に行った午後、私が店内で動けなくなり、店のベンチに座り込んだこともよくあった。

　吉村もそんな私を見て心配の余り、血圧が上がって夫婦で入れ替わりに病院通いをしたこともあった。

　夜は、「満腹ダイエット」というムックにあった「厚揚げのたらこマヨネーズグラタン」を吉村が作ってくれ、私は「厚揚げたっぷりサラダ」を作った。他に家内が野菜スープを作ってくれたが、既に昼食にも豆腐を食べているので、せっかく作ってくれたのに殆んど食べられない。やむなく最初の夜は、野菜スープだけ飲み、焼酎のお湯割りを飲んで寝た覚えがある。

これが記念すべき「糖質制限食第1日目」だった。

身体のメイン・スイッチが切り替る瞬間

前日の夜を極めて軽く済ませたために、2日目の朝は、腹が減って朝8時に起きた。このように、糖質制限をキチンと実践すると生活習慣まで本来あるべき姿へと切り変わっていくようになる。

朝目覚めるとお腹が空いてたまらない。だが、料理が思いつかないため、前日と同じメニューにした。冷蔵庫のドアを開け、中のトマトと卵、ベーコンを取り出し、輪切りにして、オリーブオイルをたっぷりと入れたフライパンの周囲に並べた。しかる後に、卵を割り入れ、フタをして蒸し焼きにする。昨日と全く同じ内容だが、火加減を調節し、卵が半熟になるように工夫した。こうして、同じ料理でも丁寧に作ることで、味が全く変わることも知った。

それだけでも足りない。そこで、前日の昼に作った豆腐のジョンをまた焼いて食べた。卵が多過ぎるかと思ったが、糖質制限では卵は糖質が少ないため、コレステロールは無視した。

朝食を食べた後、購入したばかりの体重計に乗ると体重は87キロと殆ど変化なかった。「何だ、変わっていないじゃないか。やはり糖質制限なんてウソなのか」という疑問も湧いてきた。だが、一度始めた以上はまず何らかの結果が出るまで続けてみようと思った。結果としては、それが良かった。

再び、糖尿病関連の本を読みながら休息して、昼食。今度は吉村がトマトサラダとスープを作ってくれた。それにチーズはＯＫというので６Ｐチーズを２個食べた。

しかし、午後、散歩に出ると必ず低血糖になる。しばらく動けなくなり、夕方、スーパーに食材の買い出しに行った時も店内で、しゃがみ込んだ。当時はまだ血糖降下剤を飲んで、糖質制限をしていたために、低血糖発作を起こしたのだ。この頃は、糖質制限食に対する知識がなく、周囲で誰も実践していなかったために、薬の服用を中止すればいいということも気付かなかったのである。これから始める人には、是非注意していただきたいポイントだ。

２日目の夜は、吉村が大好物のスキ焼きにしてくれた。これと昨日作って食べなかった「厚揚げのたらこマヨネーズグラタン」の残り半分を食べて寝た。連日、限られたメニューで行ける所まで行くという決意だった。

すると体重は毎朝起きて体重計に乗ると、１キロずつ減っていた。

3日目、4日目も同じようなメニューの繰り返しで、これは先行きどうしようかと思い始めた頃、京都高雄倶楽部に発注していた糖質制限食の「ローカーボふすまパン」が届いた。このふすまパンは100g中に含まれる糖質は3・9gで安心して食べられるとあって、その到着を心待ちにしていたのだ。だが、冷凍で届いたそのパンは、凍ってカチンカチンで、切るだけでも面倒臭かった。だがパンであるだけで有り難かった。それをレンジで解凍してから夜、主食の代りにバターを塗って食べる。正直言って味は少し期待はずれで、あまり美味しいものではなかった。だが、主食としてパンが食べられるのは大きかった。このふすまパンの到着から料理に少しバリエーションが増え、ハムやソーセージ、肉を焼いた時に重宝した。

こうした生活を続けるうち、自分でも手応えが分る「瞬間」が訪れた。糖質制限食を始めて1週間程経った時の昼だった。昼食を食べていると、突然「ポン」と音がしたような気がして、急に気が楽になった。

江部氏や宮本氏の著書を繰り返し読んでいるうち、メイン・スイッチが入る瞬間があるというので「ああ、これだな」と自分で分ったぐらいだった。この日から体重がみるみる落ちていき、1日2キロぐらい減って、開始1週間で7キロ減となった。

ところが、その直前の5日目ぐらいが糖質の「最後の抵抗」で、最高にツラかった。糖質が無性に摂りたくて仕方がない。頭で食べる気もないと分かっていても、戸棚の中の乾麺類を探し、表示を眺めてはまた元の場所にしまったりした。冷凍のふすまパンにもすぐに飽き、半分を切った所で食べるのが嫌になった。

一番辛かったのは心の不安である。糖質が入ってこないため、脳が心に命令しているのか「こんなこと、何時まで続けているんだ」という思いがこみ上げてきた。

それに打ち克ったのは、「理性」と「情報」である。江部氏の著書を最初に読んでいたので、これは、糖質を多く含む食事を長年続けてきた結果の、糖質過多の禁断症状だと思い「とにかく今度だけは、糖質は取らないよ」と自分自身に命じた。すると、1週間目を過ぎたあたり（人によっては10日目あたり）でポーンとメイン・スイッチが入り、身体も心もツキが落ちたように楽になったのだ。

身体のエネルギーシステムが、それまでの「ブドウ糖・グリコーゲンのシステム」から体脂肪を燃やしてエネルギー源とする「脂肪酸・ケトン体のシステム」に切り替る瞬間だ。ここまでが第一関門である。

次の日から、体重計に乗ると更に体重が減り始めた。以前は食べ辛かったふすまパンにも次第に慣れてきて、スープなどに浸したり、ハムや野菜のサンドイッチにして食べるようになった。以前は、白いパンと同様に考えていたため、何もつけずに食べていたのが美味しくなかったのだ。

このように、糖質制限食を開始したばかりの最初の1週間は、まさに悪戦苦闘の連続であった。2年半を経過した現在から考えると非常にプリミティブな初歩の初歩の糖質制限食である。何せ、誰かに教えてもらおうと思っても、頼れるのは江部医師の著書とdancyu誌別冊の「満腹ダイエット」しかなかった。

今、冷静に考えてみると、私が当時毎日1キロずつ痩せていくことが出来たのは、糖質制限食プラス、カロリー制限の効果も加わっていたように思う。というのも当時はまだ肉や魚を沢山食べてもいいという「満腹ダイエット」的な習慣に慣れておらず、糖質を制限するだけでなく、食事量そのものが少なくなってしまっていたからだ。この結果、必要なエネルギー量を食事から摂っていなかったため、エネルギー不足となり、フラフラになっていた。

だが、当時の私はそれでも必死に取り組み、エネルギー不足で倒れそうになるのも糖質制限を乗り越えるための「試練」だと思っていた。今に考えると何ともけなげな話である。

その苦労の甲斐あって、糖質制限を始めた最初の1週間で体重は7キロ減った。だが、ふすまパンがあるので、これを沢山食べると、多少なりとも糖質を含んでいるため、どうしても体重が戻ってしまう。特に、最初の3日間は毎食飢えたように、ふすまパンを食べたので、朝、量ると逆に2キロ増えていた。その時、糖質を摂ることで体重は、非常に敏感に反応し、たちまち体重として現れることも分った。そうこうするうち、10日目に病院の検査があった。

・血糖値124（前回215）
・HbA1C　8・5（同9・4）
・中性脂肪（TG）118（同136）
・総コレステロール193（同245）
・LDLコレステロール127（同181）

――と前回より明らかに改善し、体重も5キロ減だった。もし、ふすまパンを大量に食べていなければ、糖質制限10日目で7キロだったのにと私は悔んだ。

自宅に戻って、妻に検査結果を報告し、糖質制限食が目覚しい効果を挙げていることを説明した。それを聞いて、吉村も大いに喜んでくれた。こうして我家の食事も、本格的な糖質制限食へと移行するメイン・スイッチが入ったのだ。

最初の3週間の次は、3ヵ月間継続

こうしてそれまでの「ブドウ糖・グリコーゲンのシステム」と別れを告げた。その後、「脂肪酸・ケトン体のシステム」に一度切り替ってからの「減量効果」は想像以上に凄まじかった。

脂肪燃焼のメイン・スイッチが入る前、私の体重は87キロから5キロ減の82キロだったが、検査の翌日、朝ご飯を食べて体重計に乗ると79・5キロと1日で2~3キロ痩せて、初めて70キロ台に突入していた。

それ以後も約1週間、糖質制限食をキッチリ実践すると、毎日2キロは確実に減っていく。これには驚いた。それまで履いていたジーンズはブカブカになり、特にポッコリと膨らんでいたお腹の周囲の内臓脂肪が急激に燃焼していくのが分った。

同時にトイレに行って小便をするとケトン体が放出されるケトン臭を感じる様になった。しかしこれは江部医師の著書を事前に読んでいたため、特に驚かず、最初はふすまパンを食べた後の臭いと勘違いした程である。3週間目には、更に体重を60キロ台に落とそうとふすまパンはどうしても食べたい時以外は手を出さぬようにし、ひたすら冷奴や納豆、朝食のハム・エッグという初期のパターンを繰り返し、まずは体重を下げるだけ下げることにした。

３週間目の朝だった。それまでの70キロだった体重が更に減り、当初の87キロから20キロ減の67キロになった。これまでの最低体重記録となった。だが、この時はあまりに急速に体重が減少していくので健康に悪いのではないかと不安になった。江部医師の著作の中で、体重が下がり過ぎた場合は、太りやすいが、食後高血糖を起こしづらい果糖で調節するといいと書いてあったので、食卓のリンゴを半個食べたりして調整した。すると2キロ増えた。まさに糖質によるジェットコースター状態である。

体重が一挙に20キロ落ちた直後は、さすがにフラフラになり、果物やふすまパンを食べ都合5キロ前後増やした。そうやって、時々ゆるめて行かないと、一本調子で下げ続けると、やはり肉体的にも精神的にも負担がかかってくる。少しゆるめてまた続ける。すると更に体重が落ちてくる。

その結果、実際に3週間で20キロ近く痩せてみると、身体は別人の様に軽くなり、自転車に乗るとまるで雲の上を走るような爽快感とスピードが感じられた。

ゆるめるといっても、体重を戻し過ぎれば、再び自分が辿ったメタボの道を戻ることになる。それで、1週間ほど果物やふすまパンでゆるめた後、また当初の糖質制限食に戻す、その繰り返しの毎日だった。この間体重は、15〜20キロ減を行き来した。

2ヵ月後の7月14日。再び検査を受けた。

その結果は——
・血糖値　122
・HbA1C　7・4
・γ-GTP　41
・中性脂肪（TG）　146
・総コレステロール　220
・HDLコレステロール　52・4
・LDLコレステロール　155
——というものだった。

体重は、マイナス15キロとなった。

この時も直前まで、マイナス17キロを保持していたのだが、ふすまパンの代りに宅配で取り寄せた大豆粉で作った「大豆シナモンパン」や「青春メロンパン」をつい食べ過ぎてしまったのが原因であった。

このように糖質制限食の場合、最初の3週間に劇的に体重が落ちる。後はそれをどう維持していくかが重要となる。

最初の頃は、参考にした江部康二医師の著書やｄａｎｃｙｕ別冊「満腹ダイエット」のレシピを中心に、自宅で吉村に料理してもらっていた。だが、次第にそのメニューも尽きてくる。するとタイミング良く、ｄａｎｃｙｕの第二弾「酒飲みダイエット」が出て、またそれを参考に新たな糖質制限料理に挑んだりした。

その中には、「油揚げピッツァ」や「わかめの豚肉巻き蒸し」、「いんげんと竹の子のカラカラ炒め」のような食べてみて「これは美味しい」と感動したものもあった。だが、実際に作ってみると、手間がかかったり、それほど美味しいと思えないものが多かった。

また、天プラの衣も糖質が高いというのでレシピ通り大豆粉を使って揚げたりしたが、上手く調理できないこともよくあった。

試行錯誤を繰り返した結果、天プラの衣に使う小麦粉量は少量と分析。そこで、我家では天プラの衣は食事メニューの多様性維持のためにもＯＫにした。このように、糖質を制限しつつも独自の基準を設けていった。

それでも糖質制限のメニューは最初の3ヵ月間で底を突いてくる。この時、更に工夫して新しい食材や新たな発想を取り入れないと継続するのが急に苦しくなる。そこで、時には外食を意識的に取り入れ、その中から新たな糖質制限料理の開発をしていった。

つまり、糖質制限食そのものに慣れるまで約3週間かかり、その後の繰り返しに慣れるまで約3ヵ月かかった。この間、変化をつけつつも、糖質制限は絶対に続けるという強いポリシーを持つことが大切である。

その結果は、糖質制限4ヵ月目の9月8日の検診で明らかになった。

その数値は――

・血糖値　93
・HbA1C　6・0
・γ-GTP　36
・中性脂肪（TG）　117
・総コレステロール　244
・HDLコレステロール　57・3
・LDLコレステロール　173

――である。

この頃には、当初私を悩ませていた低血糖症状も、血糖降下剤を飲まなくなっていたためにピタリと収まっていた。体重も20キロ減の67キロから動かなくなった。

検査数値から見る限りでは、私は糖質制限食を始めて、僅か3週間でメタボリックシンドロームから脱出でき、体重20キロ減。ウエスト20センチ減を実現した。更に4ヵ月間で、糖尿病数値も見事クリアしたことになる。

やれば出来るとは思っていたが、自分でもこのスピードには驚いた。そして、江部医師の糖質制限理論の確かさに、感謝する気持ちで一杯だった。もちろん糖尿病は、一度発症したら治らない病気であり、克服したといってもあくまで良好なコントロールを維持しているだけに過ぎないことは理解している。

しかし、たった3週間で最も難しいダイエットを軽々と実現し、血糖値コントロールも4ヵ月過ぎても保たれていることは、とりあえず、メタボリック・ドミノが食い止められたことの証明であり、ようやくホッと一息つけた。

「急がば回れ」が好結果を生む

江部康二医師の提唱する糖質制限食に、糖尿病発覚直後に出会ったことが、私にとって何よりの幸運だったが、もうひとつの幸運はフリーの物書きという職業柄、最初の3ヵ月間とにかく、糖質制限食に集中できる休みを取れたことである。この間、自宅のある軽井沢で出来る、別荘族のインタビューなどを除いて、他の仕事は一切受けなかった。いや、受けたくともまだ調子が悪くて、受けると再び倒れて迷惑になると思ったのだ。

そのため、とにかく最初の3ヵ月間は集中して休み、糖質制限食で徹底的に数値を良化させ、復帰後は仕事に支障がないようにしようと考えた。

これが企業のビジネスマンなら、そうはいかないだろう。だから、私の「糖質制限短期決戦」3週間、あるいは3ヵ月はいささか例外かもしれない。しかし、やろうと思えば結果が出ることとの証明でもある。

会社勤めのビジネスマンの場合は、ここまで極端なことはしなくとも、最初の3ヵ月ぐらいをメドにして、じっくりと焦らず取り組んで欲しい。すると糖質制限食を始めて1ヵ月目ぐらいからグングン効果が出てくるように思う。それをそのまま続けていって、3ヵ月ぐらいで10〜15キロ痩せ、血糖値の数字も下げればいい。

「急がば回れ」という言葉があるが、糖質制限食の実践もまさにこれが重要である。あまり焦って、我慢をしながら続けると、どこかで必ず行き詰まる。しかし、その時焦らずまた糖質制限食の基本に戻して、理論を読み直す。すると新たなヒントが必ず見つかる。

例えば、吉村による定番の料理となった「お豆腐手巻きずし」。これは、手巻き寿司用の海苔とお刺身、それに大葉、一口大の水を切った木綿豆腐を用意し、手巻き寿司の海苔に大葉、お豆腐、刺身を乗せて手巻きにし、ワサビ醤油に付けて食す料理だが、これが旨い。糖質制限食の基本にのっとって、食卓の現場で工夫して知恵を働かせれば、糖質を制限して、しかも美味しく、腹いっぱいになる料理はいくらでも出来るのだ。

私は吉村がこの料理を作ってくれた時、「さすが」と感心したものである。これにカイワレ大根を加えると一層美味しくなった。

お刺身にしても、大型魚のマグロは水銀を大量に蓄積していると言われるので、鯛などの白身魚を中心に食べ、最後にマグロをいただく。

この「お豆腐手巻きずし」は、既存のお寿司が食べられないという私の呟きを元に、「だったら、こうすれば」とパートナーの吉村が考案してくれたものである。

健康の回復というものは「急がば回れ」の精神でじっくりと取り組むことが必要だ。私はまず、全ての元凶であるメタボリック・シンドロームとそれを契機とするメタボリック・ドミノに対応するため、まず糖質制限によるスピード感のある「ダイエット効果」に着目した。これがいわゆる「糖質制限ダイエット」と呼ばれるものである。そこから本格的な「糖質制限食」に切り替えていき、これを2年半継続させた。

そもそも「○○ダイエット」などといって、一種類の食品をやたらに食べたりするものが多いが、一つの健康法を盲信するだけでは、根本的な健康回復など望めない。物事を始める際、何を一番先に行なわなければいけないかという「優先順位」をつけつつ、一つの考えに囚われず、自分自身で身体の現状について考え、従来までの思考の悪循環を断つことが大切だ。

私の場合、その端初となったのが、糖質制限による劇的なダイエットだった。そして、これを実現した後、体重減を維持しながら、血糖値の良化、すなわちＨｂＡ１Ｃの基準値までの減少を目指すことにした。

つまり、最初の３週間でグングン痩せ、体重の負担を軽くしておいて、次に糖尿病の数値を３ヵ月で直す。それを実現したら、このいい状態を如何に持続させていくかを考える。いい状態をキープし、健康を定着させるにはまず、３年間頑張ろうと思った。

それには、料理でも一つの見方にこだわらず、基本にのっとりつつも、柔軟性を持って幅広く工夫することが必要となる。

例えば、これも好きなメニューとなった「しらたきレタス素麺」という夏の料理がある。

これまで暑い夏には、昼食に素麺というのが定番だったが、この素麺が糖質制限的には曲者で、一束の糖質が35・1グラムもあるのだ。そのため糖質制限上ではＮＧということになる。

しかし、最初の３週間に厳格なスーパー糖質制限で10～15キロのダイエットした後では少し変化をつけることも必要だ。そこで吉村が考え出したのが、糸コンニャク（それも細目のもの）を、レタスと共に茹で、最後に素麺を一束か半束入れるアイデアだった。これを茹だったら冷水にさらし、水を張った器に入れてショウガ醬油で食べる。二人で一束か半束だから、糖質はさらに少なくなる。これを少量でも混ぜて食べるとアラ不思議、食感は殆んど素麺と同じなのだ。しかもレタスを入れることで繊維質も摂れるし、何よりお腹いっぱいになる。それでいて、食感は「素麺」なのだ。まさしく素麺を久し振りに食べながら、糖質制限しているのである。故に私はこれを「想麺」と呼んでいる。

糖質制限のレシピ本の中には、全てを糸コンニャクで代用した料理もあるが、これは実際に食べてみると美味しくないし、飽きる。やはり、糖質制限の本質は、糖質を極力制限しながらもあくまで美味しいことが大切なのである。美味しくないと絶対に長続きしない。

レシピ本の中には、薄揚げにピザの具を乗せて焼いた「薄揚げピザ」のように、実際にやってみたら素晴しく美味しかったものもある。こうした「名作」は取り入れ、美味しくないものは、美味しくなるように改善を加える。そうした品揃えがある程度のバリエーションを得るのも、やはり３ヵ月はかかった。

これが充実してきたら、外食での糖質制限食と兼ね合せて、更にバリエーションも増やす。こうしたことで「糖質制限ライフ」を確立することが出来るのだ。

この準備が整わない最初の3週間は、無理せずとにかく原始的な方法を使っても、ダイエットの実現を目指して、厳しい糖質制限を一定期間続けるしかない。

特に、身体が体脂肪燃焼モードに切り替る最低10日間。この間、糖質が何故入ってこないのかと最後の抵抗を続ける。その時、不安になったり、こんなことをして身体に良いのかという「常識」の壁も立ちはだかる。

しかし、今回はこれでいくという決意と、そのバックボーンになる「糖質制限の理論」をしっかり頭に叩き込んでおくと、その理性が、糖質の最後の抵抗を振り切ることが出来る。

不思議なもので、身体が脂肪燃焼モードのメインエンジンに切り替った途端、あれほどこだわっていた糖質が欲しくなくなる。身体が体脂肪を使ってエネルギーを生む、本来のモードを使うことに久々に気付いたからだろう。

人によっては、このメインエンジンが長い間使われなかったために錆びついていることもある。そういう場合、なかなかメインエンジンに点火しない。それでもスイッチを押し続けていると、やがて体脂肪を燃焼させるメインスイッチがONになり、身体の体脂肪が夜のゴールデンタイム（夜10時～翌2時）の間に2回燃え、グングンと痩せていくのである。

この時、その効果を最大限に高めるため、出来れば夜10時には寝ていなければならない。糖質制限食はその本来の効果に加えて、こうした身体の仕組みをよく理解し、ハイブリッドに良い要素を組み合わせていくことで、更に効果が出る。

そしてその組み合わせ方や糖質制限の厳しさは、自分の職業や生活のライフスタイルによって柔軟に工夫するが、基本はキチンと守る。これが重要だ。

また、最初の3週間で劇的な糖質制限ダイエットを実行してメタボから脱出したら、それを長くキープするためにも、自分で続けるペースとやり方を変えればよい。つまり、糖質制限を「ゆるめる」のではなく、「割り切る」のである。

この割り切りが上手く出来ると、糖質制限は更に楽しく長続きするようになる。

これが自分の頭で考えられるまで、心と身体の葛藤はもちろんあった。いったい何時までやるのかとも何度も思った。だが、それを乗り切るのが、やはり最初の3週間にダイエットを成し遂げたという自信、そしてその後に自分の頭で考えながら、様々な工夫をしていくという「心のダイエット」、「脳のダイエット」である。それが出来てこそ、始めて糖質制限は3ヵ月、1年、2年、と継続していくことが可能になる。その意味で、よく考え、よく想像し、しかも実践して効果を確かめることが出来る人こそが長続きさせることが出来る。まさに糖質制限食は「知的なおやじ」にピッタリのダイエットなのである。

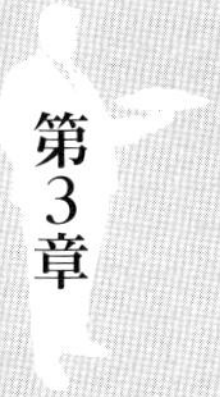

第3章

「主食がいけない」という思いに捉われていた時代のお話

「糖質制限食」は、男の自立を促す

「糖質制限食」には、もうひとつ面白い事実がある。

それは、この食事療法に慣れて行くと、自分の身体に次々と「変化」が訪れることだ。その「壁」をひとつずつ乗り越えていくと、いつしか「制限技」や「食事に対する考え方」が改められ、更なる健康食の高みへと昇っていくことが出来るようになる。

例えば、「糖質制限食」を始めた当初、私は全くのヨチヨチ歩きだった。そのまま、這いつくばるようにして「最初の3週間」を過して壁を乗り切ると、ダイエットで身体が軽くなったせいもあって、ようやく立ち上がることが出来るようになった。そのまま、歩みは遅いが歩き続けていると、次第にスピードが出て小走りに走れるようになった。

だが、あまり先に進んでしまうと、すぐに食事メニューが単調になって行き詰り、前方に立ちはだかった壁の周りをグルグルと足踏みせざるを得ないような状態になる。

軽井沢の森の中に仕事場を持つ我が家では、悩みの種となるのが寒い冬である。この期間、寒いのが苦手な吉村は故郷の神戸に戻るのだが、その結果、私だけが秋、冬に多くなる仕事を抱えて、冬、一人で山篭りして執筆を続けることが多いのだ。

これが毎年年末年始の忙しさと同時に訪れ、この間、東京や地方に出ていって取材に飛び回ることも多い。その結果として生活習慣のペースが狂ってしまう結果となっていた。自宅での糖質制限食にようやく慣れてきた最初の冬、一人暮らしの自炊や外食生活でどう糖質制限食を実現していくか。これが最大の関門となった。

自宅でばかり料理を作り続けると「糖質制限疲れ」する怖れがある。いくら健康のためといっても「無理」と「我慢」は禁物である。

糖質制限食を導入した家庭の中には、ご主人は積極的でも奥さんや子供が反対し、食を巡る「家庭内対立」が激化。あわや「糖質制限離婚」寸前まで行ったケースもある。一番やってはいけないのは、男性側が糖質制限食の実践を家族に丸投げすることである。江部医師の著書を始め、糖質制限食に関する様々な書籍を買い求め、「これ読んどいて」などとその学習と実践を家族に委ねてはいけない。

家族の側からすれば、ただでさえ面倒な食事の用意に、更なる制限が加わっては、マグマがたまるからだ。やはり「男は黙って、糖質制限」である。自分の信念に従って、まずは自分で本を読み、実践計画を立てて、出来ることから実践すればいい。

特にビジネスマンの場合は、昼食や夕食などで同僚と飲み食いしたり、接待されることも多い。従ってずっと家に居られる私の様に、短期間で集中して糖質制限することは難しい。だが、自分の生活パターンをよく考え、糖質制限できる機会を見つけてこれを実践すれば、ゆるやかでも次第に効果が現われる。そうなれば、モチベーションは更に高まって行く。

家族の協力を求めるなら、まずは自分から糖質制限食を出来る範囲で実践していこう。例えば、朝食にパンやご飯を食べず、サラダや目玉焼きだけにする。どうしてもパンが食べたかったら、宅配でふすまパンや大豆粉パンを注文し、それを食べて出社すればいい。昼食の誘いも2回に1回は断り、コンビニでハム、ソーセージ、冷奴、サラダ、豆乳という自分で食べたい「糖質制限メニュー」を用意して、結果が出るまでしばらく続ける。あるいは、外食なら糖質制限メニューが選びやすいホテルのブッフェを近くで見つけるとか、やろうと思えば工夫することはいくらでもある。他人まかせ、妻まかせにするより、まずは自分から糖質を制限する姿勢を見せることである。

家族の反対で糖質制限食への理解が得られない時は、家では極力ご飯を食べず、おかず類を沢山食べて、少しでも糖質制限する。あるいは外食を少し多目にして居酒屋で自ら糖質制限する方法もある。

事実、「おやじダイエット部」の中には、そうした涙ぐましい自助努力により、1年間で38キロ痩せた強者もいる。ビジネスマンの場合、毎日決まった時刻に出勤するという、ある意味で規則正しい生活が送れるので、やろうと思えばむしろ糖質制限が定期的に行なえるメリットもある。

その場合、重要なのは外食だ。自分で自由に好きなものが食べられる外食時には徹底して、糖質制限したメニューを選ぼう。糖質制限食への理解がまだ家庭で進まぬ場合は、決して無理せず、おかずを中心に食べておくことだ。その代り、外食では居酒屋などで糖質制限食でOKなメニューをお腹いっぱい食べる。

このように自分で出来る工夫をするだけでも、3ヵ月ぐらい続ければ、糖質制限で5～10キロ痩せることは、決して難しくないはずである。

要は、自分の摂る食事を自分で決めればいいだけの話だ。それをいい大人が他人まかせ、お腹まかせにしているために、糖質の摂取が異常に過多な我が国ではどうしても糖質を摂り過ぎ、現代生活における運動不足も手伝って、メタボリック・シンドロームへと突入してしまう。そこから、どの様にして引き返すか。これは厳しいようだが、自分の食生活を自分で考えて、少しでも糖質制限が可能になるよう、男が自分で工夫しなければいけない。

つまり、自分が摂るべき食事を自分で考える。こうした「食の自立」から本当の糖質制限食ライフは、スタートを切るのである。すると家族は必ず協力してくれるはずだ。

そして、糖質制限食を自分で始めてみると「糖質制限食」という言葉の厳格な響きとは別に、様々な食品についての知識や健康常識への感心も高まる。更に、糖質制限食の基本理論に基づいてそれを実践すれば、必ず目覚ましい効果が出ることが実感できるだろう。「糖質制限ダイエット」は、糖質制限がもたらす様々な効果のホンの一部に過ぎない。むしろ、そこから更に新たな健康への道が拓けていく一里塚となるのだ。

「主食代用品」を探していた時代

糖質制限食を提唱する京都・高雄病院理事長の江部康二医師著書、「主食を抜けば糖尿病は良くなる!」。これは本当に名書である。私も糖質制限食を始める際、繰り返し読んだが、中でも「主食を抜けば」という下りが何より重要だということが実際に糖質制限食を始めてみるとよく分る。

主食を抜く。例えば白飯のご飯、パスタなどの麺類、あるいは食パンなどの精製した小麦食品を食べなければ、血糖値を上げないポイントは押えられるということである。

例えば、精白米のご飯を茶碗一杯で糖質量は55・2グラムもある。江部康二医師の提唱する糖質制限食では、1食20グラム、1日3食で60グラムを上限としているから、ご飯を茶碗一杯食べただけで、もう他の料理は食べられない。

同様に食パン1枚（6枚切）が26・6グラム、うどん1玉が41・6グラム、中華麺が1玉41・9グラム、スパゲティ1人分も55・6グラムの高い糖質量となる。このように「主食」を抜けば、後の食品の糖質量はたかが知れているのだ。すなわち「糖質制限食」で変えるべきなのは、ご飯や麺類、食パンなどを主食とし、それを沢山食べるために、塩辛いおかずやカレー、牛肉の煮付けなどを乗せて食べるという「食習慣」なのだ。何かをおかずにして、主食をたらふく食べる。実は、この考え方そのものの発想を改めないと糖質は上手く制限できないのである。

分りやすく言えば、おかずだけでお腹がいっぱいになる食事を目指すのである。

以前の私は、麺類が大好きな「麺食い男」だった。だが、海外取材に行っても、日本食がないと夜も昼もあけないというタイプではなかった。どちらかといえば、パン好き人間で、美味しい前菜とメイン・ディッシュがあれば、十分というバタ臭い人間だった。イタリア料理でも分るように、前菜、パスタ、肉又は魚という順番で食事が出てくる。フランス料理も同様だ。だから、海外に行っても毎日和食なしでも全く不自由に感じなかった。

糖質制限食というのは、これを和食でも行なえばいいのだと、かなり経ってから気付いた。

糖質を沢山摂っていた過去の食事というのは、実は外国に行って、しばらく日本料理がたべられなくなるとそれを恋しく思い、現地のバカ高い日本料理店に駆け込むようなものだった。多くの日本人は白いご飯に白いパン、そしてうどんなどの白い麺類を「主食」とし、味付けの辛い、塩分の高い料理を「おかず」としてかき込む。すなわち、主食を食べるために、おかずを食べるという、従来からの「食習慣」から、なかなか抜け出すことが出来ないのだ。

糖質制限食を始めた当初は、パン好きの私でさえも、主食がないと食事が食べられないと思っていた。江部氏の本を読んだ後も「主食を抜けば、糖尿病は良くなる」と言われても、ではいったいどんな食事があるのかと考えあぐねた。それは「主食代用品」を探していたためだ。こうした従来の常識から抜け出せるか否かが成功のポイントである。

それほどまでに「食習慣」というのは、保守的だ。男性の場合、特にその傾向が強いかもしれない。

よく男は幾つになっても「おふくろの味」を追い求めるというが、幼い時に自分を育ててくれた食事への懐かしさ、愛着といったものがその響きから感じられる。そして結婚した後、カミさんの作る手料理に癒され、「妻の料理」に慣れ親しんでいく。主食を抜くということは、その慣習からの逸脱を意味するのだが、幼い時から育った食習慣を捨て去ることはなかなか出来ないようだ。

かく言う私も、糖質制限食を始めたばかりの「最初の3週間」は、主食を摂らないとなると、果してこれから何を毎日食べていったらよいのか、途方に暮れていた時があった。だが、現在のメタボリック・シンドロームと糖尿病を放置した身体では、生活の質をやがて維持できなくなるという強烈な危機感が勝った。それ故、過去の食習慣を捨ててでも、一刻も早く、健康な状態に戻りたいという思いがあったのだ。結果的には、それが私の糖質制限食の実践を後押ししてくれた。

結論から言おう。主食の代りになるものなどない。それを何かで代用しようとすれば、結局はやはり昔のあの白いご飯やうどん、パスタが恋しいということになって、ついつい外食の際などに手が出てしまうことになる。

つまり、「主食」という概念そのものを捨て去るのだ。実はここから、糖質制限食の実践は始まる。では、何を食べるのか。おかずだ。タップリの野菜サラダや前菜に始まり、メインも肉や魚をタップリと摂る。そしてパンやご飯などは食べない。もし食べたかったら、最後にひと口。これで十分と考えるのである。

食べる順番を大事にするのは、人間が食事を摂る際、胃の中には食べた順から送り込まれていくためで、最初に野菜類や糖質の少ない前菜類を食べると、それ以上は血糖値が上がらない仕組みになっているからだ。

これを主食と共に食べるとどうなるか。おかずと共に、いきなり胃の中に糖質の高いご飯類が飛び込み、血糖値が急上昇し、インスリンの追加分泌が膵臓からドバッと普段の3倍程出る。それが運動などで消費されないと、体脂肪として蓄積される。

こう考えると、丼物もパスタもよくない。丼物は、おかずの乗ったご飯をいきなりかき込むからだ。パスタも前菜からゆっくり食べればまだいいが、通常は熱々をいきなりススリ込む。そして、その後に小さな備え付けのサラダを食べる。食べる内容以前に、食べ方自身が血糖値の上がる食べ方、太る食べ方をしているのである。

主食という概念を捨てると、俗に言う「ばっかり食べ」が可能になる。主食のご飯の上に何かを乗せて食べるのではなく、サラダならサラダ、肉なら肉ばっかりを食べることだ。こうして血糖値の上がらない食べ物順に、胃の中に収めていけば同じ食品を食べても血糖値は上がりにくくなる。

糖質制限食とは、すなわち、毎日の食事をこのように合理的に食べられるようになる新しい食習慣のことである。

「主食」という従来の食事の概念を捨て切れないと、どうしてもそれに代る「代用品」を探したくなる。和食は元来、懐石料理などにも見られるように「懐石食べ」という食べ方で、最初に八寸から始まり、汁物、お刺身と続いて、最後にお膳が少量出てくる。ところが、いわゆる「定食スタイル」は、ご飯を主食に、右手に椀を持って味噌汁、そして中央におかずを置き、ご飯茶碗を持っておかずを食べるのが伝統的なスタイルだ。このため、どうしてもご飯を食べる順が早くなり、量も多くなる。また、よりボリュームの多い食事にしようと、お味噌汁の代わりにうどんなどの炭水化物の丼を加える時もある。これが、悪名高い「糖質の共食い」である。

こうした伝統的な食習慣から、健康のために脱しなければ、糖質過多の食事で傷付いた身体は治せない。

つまり、「主食」を抜くからといって、いつまでもその代用品を追い求めては、そこから抜けられないのだ。これに替り「主食」なしに、おかずを二、三品食べ、ボリュームのあるお豆腐などでお腹を膨らます。それでバランスの良い食事が摂れていれば充分と考えればいい。

しかし、何事もせいては事をしそんじる。糖質制限食を成功させるコツは、いきなり大胆な改革を試みず、少しずつ、新しい食習慣に移行させていくことである。私も最初は、糖質制限食で食べられなくなった主食の代りに、ふすまパンをその代用品にあてた。だが正直、主食の代用となる程、美味しいものではない。だから、そのうち食べなくなった。

それでいいのだ。どうしてもパン類が食べたくなったり、サンドイッチが食べたい時は、それで調理するようにしている。

次に、主食代りとして豆腐を多く食すようになった。

豆腐は、毎日食べても飽きないし、ボリュームもある。高タンパク、低カロリーの極めて優れた大豆食品だ。この豆腐を主食代りにすると食事のバランスはよくなるが、おかずがそのままだとやはり主食としては物足りなくなる。そこで我家では、塩分を控え目にするためにも、おかずの味付けを薄くした。こうすると主食であるご飯をおかずと共に食べる習慣がなく、おかずそのものの美味しさが単独で味わえる。こうなると豆腐も備え付けの冷奴ぐらいでよくなった。

すなわち、主食という概念を捨て去ったことで、我家ではより自由で健康によい素材を用いた。薄味の料理が食卓を賑わすようになったのである。

こうした「過去の食習慣」との決別にはやはり、1年間ぐらいかかった。そのぐらい食習慣を変えるということは、正直難しいことだった。

「おやじダイエット部」設立の理由

こうした「革命的食事」を、自分一人だけ、あるいは1軒のみで続けていると、どうしても孤独になってくる。いくら理論的に正しくとも、周囲と全く異なった食べ方や料理を食べていると辛くも感じる。

そこで「同志」を集めることにした。これが「おやじダイエット部」だった。

糖質制限食を一人で始めてから、約4ヵ月で体重20キロ減をキープし、血糖値も基準域に戻った私は、仕事の打合せも兼ねて、東京に取材に出るようになった。

4ヵ月振りに会う人々は、私の余りの激ヤセ振りに大いに驚いた。余り急激に痩せたため、どこか悪いのだろうと勘違いしたのである。そうではない。むしろ、丸々と太っていた昔の方が病気だったのだ。

もうひとつの反応は、「20キロダイエットしました」と言うと「エエーッ、凄いですね」という羨望の眼差しを向けてくれるもので、毎朝の運動や厳しい食事制限に耐えてよく頑張ったという称賛の意味合いがそこに込められていた。特に、男の知人の動揺が激しかった。それまで丸々と太っていた私がアッという間に痩せたのを見て、自分自身の体調や体型、そして健康状態が気になったのである。

一方、女性の知人達はダイエットに敏感で、ひたすらその努力を褒めてくれた。しかし、現実には食事における糖質を制限しただけで、大した運動もせず、ほぼ3ヵ月間家で読書していたのである。なのに、これだけ周囲の注目をあびるとは。私は、今更ながらダイエットが多くの人達の悩みであり、痩せるということへの強い願望を抱いていることを知った。

また、自分がいざ痩せてみると周囲の男の健康状態が気になり始めた。そこで、特に仲の良い友人には、自分の糖尿病体験を語りながら、健康への注意とダイエットの必要性を促した。生活習慣病で倒れるという自分のような体験をして欲しくないという本心からだった。

やがて、一人、二人と私の痩せる姿を見て糖質制限食に挑む男達が現れた。彼らの涙ぐましい取り組み方については「おやじダイエット部の奇跡」を是非お読みいただきたいが、5人の中年男たちが平均22キロ減、最高38キロ減を為し遂げるまでの「物語」がそこには描かれている。

こうした「糖質制限仲間」と時々会って、糖質制限に関する情報交換を行なったり、現在の糖質制限について語り合う。その際、糖質制限食を食べられるレストランなどを実際に体験し、共に肉や魚を食べて赤ワインを飲む。こんな集まりの会が「おやじダイエット部」であった。実際に集まってみると、都内の有名ホテルの元総支配人を始め、産婦人科医、日本を代表する光学メーカーの技術者など錚々たる人材が集まった。

その後、折りに触れて集まっているが、皆いかにも仕事も出来そうな中高年たちばかりである。彼らは皆、仕事優先の余り、つい食と健康をおろそかにし、メタボリック・シンドロームと糖尿病を始めとする生活習慣病に罹り、私同様そこから一目散に逃げ帰ることの出来た勇者ばかりである。

糖質制限食は、別名「満腹ダイエット」と呼ばれ、肉、魚、豆腐、糖質の少ない野菜類を沢山食べても痩せていき、血糖値も改善していく食事療法だが、最初の3週間の激ヤセ期、1年間の定着期を越えるあたりから、更に新たな変化を身体の中に生む。それは食欲と味覚の変化だった。

食欲でいえば、以前と同様に肉、魚、野菜、豆腐類は沢山食べるが、その量は次第に少なくなっていく。すなわち、余り食欲を感じなくなってきた。これは決して体調が悪いわけではなかった。食欲のままに糖質の高い食品を食べていた時代に比べ、明らかに「食べたい」という欲が少なくなってくるのだ。

糖質を多く含む食品を食べて、血糖値が乱高下していた時代は、インスリンの追加分泌が出て血糖値が降下する時に、急激な空腹感を覚えていた。これが糖質の少ない食事を続けているうちに、血糖値の乱高下も起こらなくなり、食欲そのものも必要以上には感じない身体に変っていったのだ。

出張先で自覚した外食への準備不足

糖質制限食を始めた「最初の3週間」で、この食事が持つ脅威的なダイエット効果を実現し、20キロ減となった私は、それから67キロになった体重を維持する作戦に切り替えた。

苦しんだのは、3週間目を過ぎたあたりから、東京や大阪などに取材に出た時である。当時は、まだ外食での糖質制限食への対応が出来ていなかったため、昼間や夜、外食で食べるものがなくなってしまったのだ。

すなわち、自宅の食事では初期の糖質制限食がある程度、ルーティン化し出したのだが、休養中、ずっと家の中に籠っていたため、外食での糖質制限に対する「備え」が全く準備できていなかったのだ。

その準備不足と矛盾が、仕事に復帰した時、まず最初に噴出することになった。

約3週間の糖質制限食で家では急激なダイエットに成功したが、外出先ではまだ「定食」、「一気食い」、「丼物」、「ファーストフード」の世界が広がっており、特に昼食の際は何も食べるものがないと面くらった。「糖質の多い食べ物を避ける」、「主食を抜く」という糖質制限食の基本はある程度分ったが、その応用がまだ出来ていなかったのだ。

特に〝コナもん〟の街、大阪に取材で2泊3日出張した時は辛かった。都心部でのホテルの食事は高いので、周辺の街中を歩くと、見事にお好み焼屋、タコ焼き屋、うどん屋、ラーメン店、ファースト・フードのハンバーガーショップしかない。たまにあっても、地元民以外は入るのに敷居が高そうな居酒屋しかない。無理して入っても、ビールはダメ、酒はダメ、冷奴と焼き鳥ぐらいの注文では、お店の大将からもいぶかしがられるだろう。そんな思いが出張中の頭を駆け巡り、ホテルの周囲をグルグルと回ったあげく、ようやく各種の定食とうどん、そばを用意しているチェーン店に入った。ここで鶏のカラ揚げ定食と冷奴を注文し、野菜部分を先に食べ、冷奴、鶏の唐揚げの順に食し、ご飯は全部残した。

しかし、それだけでは空腹感は収まらず、ホテルに戻る前にコンビニに寄り、6Pチーズと冷奴を買ってホテルで食べた。ホテルのルームサービスを見てみると、深夜は大阪らしく、うどんとかスパゲティというコナものが多く、サラダを単品で注文しようかとも思ったが夜遅いので諦めた。

翌日は、早朝から取材で大阪から電車で約1時間の郊外まで行った。この時、朝食のブッフェを食べ損ねたので、お腹が空いて仕方がない。モーニング・サービスを出す喫茶店もすぐに見つからず、やむなく立ち食いうどん屋に入って、鴨南蛮うどんを頼み、鴨だけ食べるのも気が引けたのでうどんを半分ぐらい食べた。糖質を多く含む食事を食べたのはほぼ1ヵ月振りだったが、糖質制限食の禁を破って食べてしまったということで、せっかくの関西風うどんも余り喉を通らなかった。

不思議なもので、一度糖質を摂ると、次々と糖質が襲い掛かってくる。取材を済ませた後、取材者の好意で芦屋の中国料理店に行くことになり、ここでもメニューの選択に苦慮し、副菜とチャーシュー麺の麺大幅残しという「荒業」で逃げ切った。その後、夕方まで取材し、カメラマンと打ち合わせでコーヒーを飲むが、いつも家庭で使っているラカントSが尽きてしまったので、苦いブラック・コーヒーで我慢するしかない。

その後、食事でもと思ったが、糖質制限食をしていない人に気を遣わせるのもどうかと思い、夕方ホテルに戻り、再び前日の定食チェーン店に入り、野菜炒めと冷奴のおかずだけ食べ、ご飯を多く残した。

翌日は、ホテルの朝食ブッフェで、サラダや卵、ハムを沢山食べて帰京したが、帰りの新幹線の中で食べる駅弁がない。日本の駅弁というものは、怖しく糖質量の多い食材を使っており、絵に描いたような「定食」パターンである。これも最近では、平気でご飯だけ残して糖質量に少ないおかずだけ食べるようになったが、当時はこうした「割り切り」がなかなか出来なかった。

当時はとにかく糖質を制限しなければいけない、という「防御」の思いが先行して、糖質の少ないものなら満腹食べてもいいという「攻め」の糖質制限の発想に至らなかった。そして、コナもんの街、大阪のリアルな現実に圧倒され、出張から戻ってみると67キロまで落ちた体重が72キロに増えていた。これには驚いた。

ここで踏ん張らねば、せっかく3週間で20キロ痩せても、リバウンドで元の体重、いやそれ以上に戻るかもしれないと危機感を募らせた。再び、家庭食中心の得意の糖質制限パターンに持ち込み、約1週間で5キロ落して再び67キロに戻った。

この強烈なリカバリーによって逆に私は、糖質制限食への信頼を更に深めることが出来た。糖質制限食開始3週間目までは、まさに「スーパー糖質制限」一直線であった。とにかく最初の目標である短期間で体重減を実現するため、ガムシャラに突っ走った。1週間目で糖質の最後の抵抗となった心の不安を感じても、そのまま続けると体脂肪が燃焼させるメイン・スイッチがポーンを入って急に楽になった。そして1日2キロ以上の怒涛の体重減が始まっだ。

当時は、まだ糖質制限食についての解説書も少なく、とにかく糖質を制限することに懸命だった。その一方、脂質やタンパク質をより多く摂るべきだということが頭では分っていても、まだ実践できていなかった。

また、エネルギー不足のせいか、身体がフラついた。今、思えば誰の指導も得ずに、自分一人で江部医師の著作のみを読んで実践を始めただけに、いろいろ初歩的な過ちも犯していたのである。

私はそれらを注意深く期間ごとにひとつひとつ解決し、クリアにしていった。特に、糖質制限食を始めて3ヵ月程後に、東京で行なわれたギリークラブという会員組織の糖質制限食の集まりで、直接、江部康二医師にお目にかかり、その後もメールなどでアドバイスしていただいたことが大変参考になった。また管理栄養士の大柳珠美氏からも外食での糖質制限食についての様々なアドバイスをいただいた。

こうして、血糖値の数値が下がったことを確認してから、自分の判断で血糖降下剤の服用を中止するなど、先手先手で改善への試みを続けることが出来るようになった。

また、出張先での失敗から、外食での糖質制限食についても、その後様々な工夫を行なうようになった。

しかし、こうした改善も全て、最初の3週間で体重が20キロ減ったという「事実」のおかげである。あれほどブヨブヨしていた自分のお腹が急に引っ込み、殆んど運動もしていないのにみるみる痩せてスリムに変身していく。この最初の「糖質制限ダイエット」の成功がなかったら、その後の2年半に渡るリバウンドなしのキープもなかったように思う。

まさに「先んずれば、糖質を制す」、先手先手と手を打っていって、糖質が体に入ってこないようライフスタイル全般を「糖質制限食」の観点で徹底的に見直すことが大切だ。

それも、一般論ではなく、自分の現実的な生活習慣や仕事のスタイルに即して、その実践方法を変え、まさに自分のオリジナルな、テーラーメイドの糖質制限生活習慣を創り上げていくことが大切である。

自宅で仕事をする私は、ダイエットを約3週間、血糖値改善を約3ヵ月ちょっとで実現したが、ビジネスマンの方などはダイエットを3ヵ月、血糖値改善を約半年ぐらいの期間を目標に、着実に無理なく実現していくのがいいと思う。

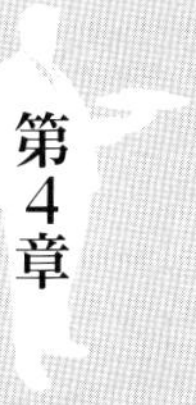

第4章

スーパーで食材を探す際の苦労と工夫について

スーパーの売り場の半分は通り過ぎる

「糖質制限食」を始めると、身の回りの生活習慣が大きく変化する。

例えばスーパーでの買い物ひとつを取っても、糖質制限を始める前と後とでは、全く買い物をする場所が異なる。

現在、私の住む軽井沢には二軒の大きなスーパーがあるが、パートナーの吉村祐美と共に毎週2回は必ず行くのが比較的近いMというスーパーである。この店は、西側の入口を入ると、まず食パンや菓子パンが山と積まれた売り場がある。

家庭での糖質制限食はパートナーの吉村がメニューを決める。そのための買い物は私も同行し、共に食材を選んでいる。

以前は、ここで市販のフカフカの食パンやおやつ代りの空腹を満たす菓子パンなどを買い求め、時には和菓子なども購入したものだが、糖質制限食に変えてからは、このコーナーを素通りするようになった。血糖値を上げ難い観点からすれば、ライ麦パンなども買い求めてもいいのだが、市販の大手メーカーでは「ライ麦入り食パン」と表示されていて、ドイツパンの様なハードなライ麦パンを売っていない。

このことを知ってから、このコーナーには全く用が無くなってしまった。

次に、冷凍ピザやカレーナンなどが積み上げてあるコーナー。こちらも糖質制限食では全く必要なし。まさに眼の毒である。

更に進んで、チーズ・コーナーがある。ここは以前、数種類のチーズの入った小さなセットをつまみ代りに購入する程度だったが、現在では比較的じっくり品定めするコーナーである。だが、それも糖質制限食を始めたばかりのことで、毎日食べても飽きないチーズとなると、やはり限られてくる。私がよく買い求めるのが定番の「雪印6Pチーズ」(プロセスチーズ)である。

これと「十勝スマートチーズ」や「雪印カマンベールチーズ」、「雪印さけるチーズ」などを加えて、時折変化をつける。

チーズは、卵と並ぶ「糖質制限食」の重要な食材で、空腹時や糖質の多い間食にふと手が伸びそうになるピンチに中盤以降登板するいわば「中継ぎのエース」だ。これで食事と食事の間の空腹をピタリと防御したり、朝食や昼食を食べる時間が無かった時のような、「ノーアウト満塁」のピンチを三振と併殺で切って取るような威力がある。それとミックスナッツ。この三つの食材の組み合わせで、私は当初、何度ピンチを切り抜けたことか。監督として心から感謝したい優勝メンバーたちばかりだ。

その隣にあるのがお豆腐などの売り場。ここでも過ごす時間が長くなった。一度に木綿と絹、3丁ずつ6丁は買い求める。糖質制限食の名作、薄揚げピザに使う、京都風の薄揚げも2つ、3つと買い物カゴに収めて行く。

豆腐はよく食べるものだけに、最初はあれこれと異なる品を比較してみたが、あまり美味しさを追及しても仕方がないし、味の濃いものはすぐ飽きてしまう。何よりシンプルで安くて、大量に買えるものがよい。この点、軽井沢は、市販でも安くて美味しいお豆腐があるので有り難い。

続いて、納豆コーナー。納豆もほぼ毎日食べるので、3、4箱買っていく。定番なのは、水戸産の小粒な納豆で、これに刻んだ長ネギとカラシを入れ、シンプルにいただく。小粒の方が食感的にご飯を食べているような感じになるのも嬉しいところだ。

こうした「小さな工夫」で幸福を感じるというのも「糖質制限食」ならではの秘かな愉しみなのだ。

このスーパーでは、隣が惣菜コーナーとなっている。寿司や弁当類が並んでいるが、そちらには見向きもしない。いつも手作りだと疲れてしまうため、時々、鶏の唐揚げとかカキのフライ類、あるいは豆腐のハンバーグといったお惣菜を買っていく。

更に食肉のコーナーが続く。ここも糖質制限食の重要ポイントだ。牛肉のそれも脂身の少ない赤身肉を焼き肉用、シャブシャブ用と購入し、豚肉も脂肪分の少ないものを買う。信州は上州に近いためか、豚肉類も新鮮なのが嬉しい。鶏もササミ肉を中心に必ず買う。

糖質制限を始めた当初は、まだまだ勉強不足で、牛肉より鶏肉の方がヘルシーだと思って毎日の様に食べていた。ところが鶏はコレステロールが意外に高いことにかなり後になってから気がついた。実は、これが血液検査の中で最後まで総コレステロールとLDL（悪玉）コレステロール値が高く、基準値を超えていた原因だった。

ハム、ソーセージ類もよく買う。最近では糖質ゼロのハムやベーコンもある。本来、ハム、ソーセージ類は糖質制限的にはOKなのだが、少しでも美味しいものをと思って、当初は手作りの店で買っていた。ところが美味しさのあまり、ついオヤツの代わりにパクパク食べていたこともあり、これもコレステロール過多の一因と気付いた。

コレステロールについては、糖質制限と同様に、高くても問題ないという説があり、後章で解説する。

ここまでで買い物は約半分。既に買い物カゴは二ケースが満杯となっている。糖質制限を始める前はさほど時間をかけなかった、チーズや食肉コーナーでジックリと品を選ぶようになった。

その後、牛乳売り場に並んでいた無調整の豆乳も以前の牛乳同様に2、3パックまとめ買いする。牛乳は糖質制限食的には少量ＯＫだが、私は全て豆乳に代えた。コーヒーでも豆乳を入れるか、生クリームを入れて飲む。乳脂肪の生クリームは、糖質量３・１ｇと牛乳の10・１ｇに比べて、意外に低いのだ。逆に低脂肪乳は11・６ｇと更に高くなる。一番低いのは、植物性脂肪の生クリームで２・９ｇである。この様にスーパーを回る際は、二人で食品の表示を確かめながらあれこれと相談し、互いの知恵や工夫を出し合ってより糖質の少ない食品を選んだ。

糖質がまちまちな野菜を選ぶコツ

食材や料理の仕方、味については、パートナーの吉村が独自のアイデアや料理哲学を持っている。そこに糖質制限と新たな概念を、私の糖尿病のせいで加えていき、一層オリジナルな糖質制限メニューを次々と開発してくれた。これには、本当に頭が下がる。彼女の献身的な努力と協力なくしては、私の驚異的なダイエットや糖尿病の回復も絶対、為し遂げられなかった。深く感謝している。

例えば続く魚のコーナーでは、お刺身を買って、サイの目切りに切った豆腐と大葉の上に乗せ、海苔で巻いて食べる「お豆腐手巻きずし」も吉村のアイデア料理だ。これは、２

つ3つ食べるとすぐおなかが満腹になり、なおかつ糖質制限食ではNGなお寿司の感覚も味わえる名作である。

魚類は殆んど糖質がゼロに近い。鮮度のいい魚類が手に入る東京などでは、魚類中心の食材を選ぶといいだろう。

意外に難しいのが野菜類で、西洋カボチャ、くわい、そらまめ、とうもろこし、れんこんなどの根菜類やグリーンピーズなどの豆類も糖質制限的には避けた方がよいとされている。また、ニンジン、赤ピーマン、ミニトマトなども意外に糖質が高いため、使用するにしても量を少なくするなどの工夫が必要だ。

野菜なども、あれはダメ、これはいけないと制限のみするのではなく、これも食べられる、あれも食べられるとむしろポジティブ・シンキングで積極的に食べられるものを選んでいった方がいいだろう。

果物も同様だ。100g当たりの糖質量が21・4gもあるバナナを始め、イチゴ、いちじく、柿、きんかん、グレープフルーツ、スイカ、パイナップル、ぶどう、ライチは6～15%前後の糖質量を持つ。果物の果糖は血糖値を上げづらいと言われるが、太りやすいので、やはり量の調整が必要となる。

こうした食材の選択もパートナーの吉村と共にスーパーに通って、京都・高雄病院で計算した「食品別糖質一覧表」をおおまかに頭に入れ、実際に選びながら頭に入れていった。

最初は面倒なことのように思えるが、「糖質制限食」という視点から様々な食品を調べていくと、食品の栄養と健康に対する知識も自然についてくるようになる。そうなればしめたもので、スーパーに行っても糖質の少ない食品を次々と買い物カゴに入れて行けるようになる。

野菜や果物を糖質制限の視点で選ぶ場合、注意しなければいけないのは、個体差や品種、産地によって糖質量も異なることである。京都・高雄病院の「食品別糖質一覧表」には各食品の100g当たりの糖質量が表示されていて非常に有り難いが、現実にはこれも個体差がある。そのあたり、あまり厳密に突きつめても面倒になるので、ある程度の目安とし、後は量などで調整しても差しつかえない。あくまで大まかな方が続けやすいのだ。

そして、糖質制限でどうしても問題になるのは米、パン、麺、粉類、いも類——という以前は「主食」として沢山食べていた食品である。これらはただでさえ糖質が高いのに、主食として辛いおかずと共に大量に食べるから、更に糖質量が多くなる。こうした大どころを大胆にカットし、後は細かなところにあまりこだわらないようにすればいい。

もうひとつは、いくら糖質が少ないからといって、一種類の食品を余り大量に食べないように気をつけることである。

初期の頃、私が試みて失敗した例に、小豆がある。糖質制限と意気込んでいたために、当初余計に糖質の高い物が食べたくなり、小豆を茹でたぜんざいが急に欲しくなった。食品別糖質一覧表を見ると小豆は、乾燥10gで4・1グラムとある。思ったより低い。そこで小豆を煮て、自然派甘味料のラカントSで味をつければ、ぜんざいが出来ると思い、小豆を一袋買い求めて水にさらし、コトコト煮てぜんざいにした。これを最初はホンの少しと思って食べたのだが、非常に美味しかったのでつい食が進んでしまった。後で食品別糖質一覧表を見ると、100gに換算すると糖質量は、40・9もあった。しまったと思ったがもう後の祭りだった。

ぜんざいも小豆を大量に食べるためのデザートである。こうした一品で量を多く食べる食品は、糖質制限食には適さない。

また最近まで気付かなかった「落とし穴」に果物にライチがあった。これは糖質量が4・7gだが、100g当たりでは15・5gもある。従って食べてもせいぜい1個が限度なのだ。ところが野菜中心のヘルシーなブッフェのデザート・コーナーにあるため、いつも3個、4個と手を伸ばしていた。このヘルシー・ブッフェでは、糖質の高い食品は避けているはずなのに、店を出ると必ず軽い低血糖症状が出る。いったいどうしてなのか、考えてみたら、最後のライチに落とし穴があったわけだ。

　こうした笑い話のような失敗もすることで、逆に食品に対する知識も深まる。目安としては、100g中の糖質が5g以上になると、食べる量によって1食20グラムの糖質制限量をオーバーしやすいので、食べる量に注意が必要だ。逆に100g中糖質が5gまでの食品は、ある程度好きなだけ食べても糖質制限食的には全く問題がない。

　ライチを知らず知らずに沢山食べて低血糖を起こした時、気付いたのは、糖質制限食に身体が慣れてしまうと、間違えて糖質を入れた時、極めて敏感に反応することだ。何か糖質が入ったなと身体全体で感じる。人によっては気分が悪くなる人もいるようだ。

　こうして「あれ、おかしいな」と思ったら、その食品の糖質量を調べ、失敗の原因を探る。名探偵シャーロック・ホームズの様な、原因の解明と研究が糖質制限には欠かせない。またそれを正確にやっていくと「この食品は果たして大丈夫だろうか」と謎解きの様に詳しくなってくる。

　そう、糖質制限は続けるにつれて、実は次第に面白くなる知的ゲームでもあるのだ。

木の実は「好み」で選ぶ。缶詰も意外に重宝

スーパーに限らず、お菓子類も糖質制限ではご法度である。僅かに、ロッテの「ZERO」チョコレートか、カカオを70%以上含んだブラック・チョコレート。ゼリー類は、甘味料に血糖値を上げないタイプのエリスリトールやアスパルテームの入ったものを選ぶ。この場合も、果肉などで糖質を摂取してしまうこともあるので、成分表示の炭水化物量が10g以下のものを選びたい。

糖質制限を行なうようになって、間食に食べ始めたのが「ティーズ・フード」と呼ばれる食欲を抑えるナッツ類である。

「ティーズ・フード」とは「騙す食べ物」の意味で、仕事で忙しく、なかなか食事が出来なかった時、アーモンドやピーナッツ、リンゴ、チョコ、ベリー類の果物など糖度の低いおやつを少し食べることで、食欲をうまく騙し、次に食事をしたときに血糖値が急上昇しにくいと言われている。ナッツ類には、酸化ストレスによる炎症を抑えるオメガ3も入っている。このナッツ類を食べる時にもコツがある。例えば、くるみ、アーモンド、松の実などを各袋に分けて買っていくが、一種類の木の実を沢山食べるとどうしても飽きる。従ってミックスナッツが一番いいという結論に達する。

缶詰コーナーも、糖質制限食では意外に重宝する。ツナ、鯖の水煮、オイルサーディン、肉好きならコンビーフも旨い。糖質制限食の一番最初に食べるサラダに、この缶詰類を加えると、ボリュームアップとなる。

一方で同じ鯖でも砂糖を多く使った味噌煮の缶詰やイワシの蒲焼きの缶詰はＮＧとなる。また、鯖の水煮は、細竹の子の水煮やニラなどと味噌汁の具として入れ、最後に溶き卵を入れて煮ると非常に美味しい。缶詰類は安く、しかも長期保存が出来るのでこうした缶詰を使った料理メニューが増えていくと大変便利である。

これは直接、糖質制限食と関連はないが、食と健康との関係に意識が高まると、油のコーナーにも時間をかけて慎重に選ぶようになる。油には飽和脂肪酸と不飽和脂肪酸の２種類があり、バターや肉の脂のように常温で白く固まっているのが飽和脂肪酸。常温でも液体のままなのが不飽和脂肪酸で、これは植物や魚に含まれている。

不飽和脂肪酸には、オメガ３、６、９の３種類があるが、このうち加熱調理することから一番不足しているとされるのが、オメガ３だ。オメガ３は、亜麻仁油やシソ油、青魚に含まれるＤＨＡ、ＥＰＡなどに多く含まれており、炎症を抑えるとても優れた働きを持っている。それを知った私は、スーパーの油コーナーで、亜麻仁油とシソ油を購入。サラダを食べる時にドレッシングとして使うようになった。また、市販されているヨーグルトに、無調整豆乳をかけ、そこに亜麻仁油を小さじ一さじかけて食べると、互いが相乗効果を発揮することを知り、早速、自宅でも試してみた。ヨーグルトと豆乳をまぜると、アイスクリームが溶けた後の状態になり、これに亜麻仁油をかけると香ばしい香りがして、食後のデザートとしても最高になった。

それまでスーパーの油コーナーなどは、オリーブオイルを購入するだけで通り過ぎていたが、糖質制限食によってダイエットした結果、更なる健康にも興味を持つようになり、油コーナーで油を選ぶ時間も増えた。

オメガ3は、青魚にも多く含まれており、これを不足させないためには、新鮮で生の青魚をお刺身などにして摂るのが良いようだ。

こうして、糖質制限食を続けながら更なる健康増進を意識して、身体によい食べ物をハイブリッドで組み合せていくには、スーパーでの買い物が大変重要となる。

「過去の誤った食習慣」からの脱却

「糖質制限食」を始めたばかりの頃、特に1~2週間目は「糖質」の高いものとはいったい何を意味しているのか、当時は食材や料理についての知識も少なく、果して何を買ったらいいのか皆目、見当もつかなかった。

それほどまでに、意識していないつもりでも、白米やパンを「主食」として食べ、後は

「おかず」で味わうという食習慣が強く残っていた。つまり、白いご飯や白いパン、砂糖といった白い食品への郷愁である。白いとは、その食品本来の色が分らなくなる程、精製された食べ物で、更に菓子パンなどはこれに砂糖がまぶしてある。それを油で揚げたドーナツやメロンパンなどはまさに「悪魔の食べ物」といっても差しつかえないほどなのに、こうした白い食品が当たり前の食べ物だと信じ込んでいた心には、理屈では分っていても抵抗があった。が、糖尿病とその合併症の危険性から脱出したいとの思いが「糖質」の摂取をとにかく断ち切ってくれた。その思いで、糖質を摂ることを止めたが、まだ食習慣が改まっていなかったので、一時的に食べるものがなくなってしまったのだ。パートナーの吉村がせっかく作ってくれた料理も、あれはダメ、これもダメとよく残した。吉村も当時はならば何が食べられるのかとかなり困ったようだ。

それでも、強引に糖質を制限していくうち、カロリーも60～80%ぐらいは制限することになり、いわゆる「カロリス」(カロリー・リストリクション効果)が起ってきた。

この間、糖質制限は続けているから、食事の際、糖質を摂った時のように血糖値が上昇し、インスリンの追加分泌によって急降下するというジェットコースターのような状態も起きない。糖尿病で一番弱っている膵臓も出番がないから休ませることが出来た。

またカロリスは、老化にかかわる全ての遺伝子をコントロールする司令塔「長寿遺伝子サーチェイン」を目覚めさせる働きがあり、そのスイッチがオンになることも証明されている。このため、年齢と共に進んでいく老化や、その流れを早める糖尿病、高血圧、動脈硬化、心筋梗塞といったメタボリックシンドロームの流れも止められるという。

このカロリスと糖質制限の相乗効果で、メタボから極めて短期間で脱却でき「太って不健康でダメな自分」というマイナスイメージが払拭できたのかもしれない。

カロリスでは記憶力も向上することが最近の研究結果で報告されている。事実、糖質制限食を始めてからは、以前より遥かに集中力が増し、原稿を一日中書いても疲れなくなった。またカロリスをすることで味覚にも次第に敏感になり、本当に健康に必要なものこそが美味しいのだと分るようになった。

糖質制限食を実践したおかげで、こうした好循環へと身体と心が回転し始めた。

その結果、3週間で実現したマイナス20キロとウエスト20センチ減（これは主に最も落としやすい内臓脂肪の減少と思われる）。そして4ヵ月余りで達成した糖尿病数値のＨｂＡ1Ｃの基準値入り。これをその後、以前の食生活に戻さないまま、どう実現していくか考え、実行していくのが大変だった。

正直な話、最初の3週間ぐらいは、断腸の思いでその誘惑を断ち切っても、しばらくすると「久し振りに食べたい」とその味を確かめたい誘惑が湧き上がってくる。

この場合は、そのことばかり考えると余計に食べたくなるので、あえて深く考えないことにした。つまり、食に対して無関心を装う「知らんぷり作戦」だ。

この「知らんぷり作戦」も案外上手く行った。こうして「食欲」よりも、見た目に痩せた、若返った、目が大きくなった、髪が黒くなったという外見上の変化を重視し、人からの称賛の喜びの方を重視することにした。

しかし行き過ぎた我慢も禁物である。そのため、余り食べたくない時に、突然以前からどうしても食べたかったケーキなどをひと口口に含んでみる。すると思ったより、美味しくはない。むしろ、禁断の糖質を摂ってしまったという罪悪感みたいなものが先に立った。

こうして、もうこの食べ物からはもうオサラバだという儀式を時々行なってサヨナラした。もう一生分食べたのだから、健康を害するぐらいなら、食べない方がいい。むしろ食べることで、人生そのものが短くなると考えたのだ。極端に言えば、最初の頃はそんな思いだった。こうして私は「過去の誤った食習慣」から少しずつ脱却し、逆に糖質制限の条件を満たす食べ物の中で美味しい食べ物、満足出来る食事を積極的に発見していった。

つまり、食べられるあらゆるものを食べるのではなく、腹八分目。それでも多いなら七分目か六分目を心掛け、糖質は制限し、タンパク質と野菜をしっかり摂る。こんな生活である。

こうして糖質制限食の結果、必然的に起ったカロリス効果で、私と吉村は「過去の誤った食習慣」から少しずつ脱出することが出来た。

しかし、それを冷静に分析することが出来たのは、糖質制限食を始めて1年半ぐらいした頃だろうか。それ以前には、とにかく最初の3週間の奇跡、4ヵ月の回復を維持させ、長続きさせるために、糖質制限食一本に絞り、取り組むだけで必死だった。

同時、私は、ジャーナリストとしてこの効果をもたらした糖質制限食の研究も始め、提唱者の江部康二医師を始めとする専門の医師や研究者に何度か逢いに行った。そしてそれを基に、糖尿病やメタボ克服をテーマにするルポ記事や単行本も書き、最新の医学情報を元に、食と健康、糖尿病治療に関する取材を積み重ねていった。

そして、私の周囲でも糖質制限食でメタボや糖尿病から脱出しようとする男たちが出てるし、それを「同志」として励まし、自分の体験談や専門家の研究成果などを酒を飲みながら語り合った。「おやじダイエット部」の原点となった太った男たちの「絆」は、こうして強まっていったのである。

第5章

コンビニで食材を選ぶ時のアイデアあれこれ

最初は外食よりコンビニ

糖質制限食を始めて、最初の3週間。パートナーの吉村による献身的な協力と糖質制限食に挑戦してくれたおかげで、ほぼ理想的な体重減と血糖値減を実現できた。その後も仕事を少しずつ再開しつつ、糖質制限食、それも最も効果が期待できる「スーパー糖質制限食」を継続させることを最優先課題に置いた。

体力の回復と共に仕事も少しずつ増えていった。が、それに伴って、以前の様に東京での外食やホテルで執筆する時間も増えた。この時、外出先や宿泊先でどうやって糖質制限食を継続するかが次なる鍵となった。

取材を終え、夜、ホテルの部屋に戻ってルームサービス・メニューを見る。しかし、手頃な料理は、ハンバーグ・ステーキやカレーライス、スパゲティ、サンドイッチといったものしかない。ステーキ定食もあるが、値段の高さもあってさすがに気が引ける。シェフ・サラダを前菜に、メインはと考えたまま、糖質制限食的にはメニューが決まらず、30分程考え込み、そのうちディナー・タイムが終了してしまったこともあった。

また、神田に新しく出来たホテルに泊まった時も、周囲が牛丼屋やラーメン店、立ち喰いそば屋といった糖質制限人には入りにくい店ばかりで閉口した覚えがある。

大学病院への取材で京都に泊まった時もそうだった。夜、遅目にホテルに着くと既にディナーのルーム・サービスは終了し、お茶漬けや天プラうどんぐらいしか深夜メニューがなかった。やむなく繁華街のある河原町通りまで歩き出したが、一人で入りやすい店というのが当時はなかなか見つからなかった。しかもこちらは糖質制限という文字通りの「制限」がある。ただでさえ「一見さんお断り」も敷居の高い店が多い京都で、深夜の街をあてどなく彷徨し、以前入ったうどん店を見つけたが、店外のメニューを見て「これはアカン」と諦めたこともあった。

この夜は、いきなりの外食では糖質制限は無理だと諦めた。ホテルに戻って近くのコンビニに入り、そして、冷奴と蒸し鶏入りサラダ、温泉卵、6Pチーズに、ミックスナッツ、加えてハイボールの缶という「外出時のお得意コース」にした。これで足りなかったら、焼き鳥のパックか枝豆を頼む。ホテルの客室でこれを食べ、翌朝、早く起きてホテルのモーニング・ブッフェで前日の不足分を補う作戦に出た。

この様に、コンビニで「お得意メニュー」をあらかじめ決めておくと、下手に外食先で難しい糖質制限を行なうより、早く対応が出来る。特に夜間は、夜10時から翌2時までが体脂肪の燃える「ゴールデンタイム」なので、この時間から換算して、就寝3時間前には夕食を済ませておいた方がいい。

加えて、夜は糖質を完全にシャットアウトするのが、糖質制限食効果を高める。

夜は、エネルギーを蓄えるインスリンが活発に分泌されるため、夜、沢山食べるとどうしても太りやすくなる。一方、朝になると蓄えられた脂肪をエネルギーとして排出するグルカゴンというホルモンが分泌される。それ故、朝沢山食べても結果として太りにくいのである。

従って、夜は会食や会合のお誘いが入っていなかったら、これ幸いとコンビニに立ち寄り「お得意メニュー」を購入して手早く済ませ、ゆっくり休んで翌朝の朝食を楽しみにするというライフスタイルの方がダイエットには適している。

その後、私自身も京都を度々訪れて市内で糖質制限食が食べられるレストランや気の利いた小料理屋、メニューの豊富な居酒屋などを次々と開発したので、昔ほど困らなくなった。だが、糖質制限初期の頃は、外食先の選定で苦しくなると仕方無くコンビニに飛び込んでいた。これを「苦労」と見るかどうかは議論の分かれるところだが、本音を言えばせっかく続けた糖質制限を下手な外食で途絶えさせたくないという切なる思いが、そうさせたのだ。

糖質制限食を続けていく上で、一番辛いのは外食で食べる場所がないという「閉塞感」

である。だから、それを余り深く考えないうちにサッサとコンビニに入って、お決まりのメニューを選ぶ。こうした「割り切り」が糖質制限人を成熟させていく上で、最も重要になる。

食事で何が一番大切なのか。糖質を摂らないことが一番大切だと分っているから、こうした行動が無理なく取れるようになる。

糖質の多い食品を中心に好きなものを、好きな時間に食べていた時代、私の膵臓は血糖値の急上昇と急降下が繰り返されるため、ヘトヘトになってインスリンの分泌をコントロールできなくなっていた。また、このホルモンは脂肪細胞や肝臓にもっと太るように命令する肥満促進ホルモンだから、メタボな身体が更にメタボになっていた。

また、長時間食べず、いきなり血糖値が上がりやすいGI（グリセミック・インデックス）値の高い、白い米やパンなどの精製した白い食べ物を食べると、血糖値が急上昇、急降下し、食事の栄養が皆、脂肪として身体に蓄積してしまっていた。

そして、脳も疲れていた。そもそも脳の主なエネルギー源は、ブドウ糖だが、糖質制限によって新たな糖を摂らないと体内のブドウ糖を使い果たして、エネルギー不足となる。この時、脳が代りに遣うのが、脂肪酸が分解されて遊離脂肪酸となり、ケトン体という物質だった。つまり、脳が疲れた時、甘いものを食べるとスッキリするといわれるが、その結果、血糖値が急上昇・急降下し、またすぐイライラして甘いものが食べたくなる。すると、また血糖の急上昇と急降下だ。こうして脳も膵臓同様果てしなく疲れていって老化を進める原因となるのだ。

こうした生活習慣を改めるには、カロリーを60〜80％に制限し、糖質を控え目にして、タンパク質と野菜をしっかり摂る食事が一番だ。

むしろ、こういうバランスの良い食事を心掛けると、身が栄養で満たされ、心も落ち着いてくる。従って糖質制限を行なえる外食場所を見つける時間がない場合は、最初は無理に探さず、近くにあるコンビニで健康一直線の定番メニューを揃えるのが一番いい。探しても糖質制限してくれる店などどこにもない。それなら、コンビニで済ませて、糖質制限食を継続する。まさに「継続は力なり」、最初に糖質制限食が途切れると、再び元に戻すには、また同じ意識改革をしなければならなくなる。それなら、一度始めた生活パターンをずっと継続していた方がいい。その時、コンビニは格好の「街の駆け込み寺」になるのだ。

コンビニは、つまみ感覚で選ぶ

コンビニは文字通り、糖質制限人にとって便利な存在だが、一方で保存性を保つための加工も食材に施されているという指摘もあるので、過度の依存も避けたいところだ。あくまでも、緊急避難的な場所として考えておく方がいい。

糖質制限人にとって。コンビニが便利なのは、糖質ゼロのビール系飲料や焼酎、赤ワインなど酒類も揃い、あたりめ、焼きうるめ、干しホタルイカ、鮭とば、サラミ、生ハムロースなどのおつまみ系も充実している。

またチーズも6Pチーズやカマンベールチーズ、十勝スマートチーズ、さけるチーズなど種類も選べるようになった。ミックス・ナッツの要領で、あらかじめ二、三種類購入しておくと、バラエティ豊かで、しかも良質なタンパク質が摂れる。

また卵も生卵の他に、ゆでたまご、温泉たまご、だし巻き玉子と各種揃う。これをサラダにトッピングするといい。

焼きとりも塩味ならOKだし、焼き魚もシシャモ、ホッケなど定番が揃っている。

糖質制限人は、主食のない分、汁ものにボリュームのあるものを食べるとお腹にたまる。

例えば、豆腐に厚揚げ、がんも、しらたき、卵、昆布などの入ったおでんは、練りカラシで熱々を食べるとホッとひと息つく。竹輪ぶや竹輪、ごぼう天などの練り製品は避けた方が無難である。

これらをメインの食事とすると物足りなくも思えてくるので、コンビニでの食は、あくまでつまみ感覚で選ぶとよい。糖質制限のビール系飲料を買ったついでに、夜はコンビニ糖質制限で手際良く済ませる。そんな感じでごく簡単に構えておいた方がいい。

糖質制限食がしにくい環境にある時に、コンビニに逃げ込むには理由がある。忙しくて食事を摂る時間がなく、空きっ腹でとにかく短い時間で満腹にしたい。こういう時を狙って、ご飯、麺、パスタなどの精製した炭水化物による糖質の高い食事が、忍び寄ってくる。

そして一気のドカ食いやかき込みによって、野菜、肉、魚、スープ、少量の炭水化物といった順ではなく、サンドイッチや牛丼のように一緒になって大量に入ってくる。その結果、既に触れたように急激な血糖値の上昇とインスリンの大量追加分泌による放出が起り、急降下して、眠くなる。しかし、それで満腹感を覚えることなく、再び食べたくなるのである。こうしたメタボリック・ドミノへの落し穴は、ゆっくりと食事を味わう暇のない〝魔の一時〟に待ち受けている。その時、冷静に対応して「定番のコンビニ食」でしのぐ。これが糖質制限を長く続けていくコツである。

仕事で忙しい昼などにも、無理に外食せずサッサとコンビニに行って手軽に自分で考えたコンビニ・メニューで済ませれば簡単だ。とにかく考えず、悩まずサッサと割り切る。おやじダイエット部のメンバーで大幅な減量に成功し、現在もそれをキープしているメンバーにはこうしたシームレスなコンビニ利用の糖質制限食で窮地をしのぎ、効果を上げている男も多い。

それもいつも同じパターンではなく、鯖缶の水煮やシーチキンを加えたり、サラダにミニ・マヨネーズやミニ・レモン汁を用意して、味に自分なりの変化をつけると更に楽しくなる。

そして糖質制限も慣れてくると、ラーメン屋に入り、チャーシュー麺のチャーシュー増量、麺少なめで、サラダ類や野菜炒めを単品で頼み、これを先に食して、その後、チャーシューとスープ、そして平気で麺は残して席を立つことも可能になる。だが、誘惑の多い最初のうちは「触らぬ神にたたりなし」、危険な店には近づかず、隠密裏に糖質制限修行を続けた方がいい。最短3週間、長い人でも3ヵ月で効果は必ず出るから、それを実現した後、次の武者修行へと出るといい。

コンビニは頼るのではなく、糖質制限的にうまく割り切って、使いこなすべきだ。

分食糖質制限のススメ

コンビニは、昼と夜の間の「分食」にも使える。ビジネスマンの場合、昼の12時頃ランチを摂ったとしても、残業で夜遅くなり、夕食にありつけるのが夜9時以降ということも珍しくない。

その場合、空腹感が高まり、食欲のコントロールが乱れて、ついドカ食いに走りがちになる。しかも血糖値が下がった状態で食事するため、一気にハネ上がり、大量のインスリン追加分泌が起こる。

これを避けるために、コンビニを利用して手際よく分食をすればいい。例えば、外回りの業務を終えてオフィスに戻る前の夕方4時から6時頃の時間帯に、コンビニで軽い食事やティーズフードと呼ばれるナッツなどの食欲をだます食べ物を摂っておく。蒸し鶏サラダに、茹で卵、ブラックコーヒーでもいい。

こうしていわば「前菜」を先に食べておいて、仕事の終わった夜9時以降に居酒屋やバーで軽い夜食として、魚や肉のツマミを摂り、冷奴や湯豆腐でシメる。寝る直前なので、少量で満足感の得られるおでんなどのスープ系の料理もいいだろう。

居酒屋やバーなどではなく、一人でいる時は二度目の夜食もコンビニで、ビール系飲料と焼き鳥、おでんといったシメを買って済ませるのもいい。

夜10時から深夜2時までのゴールデンタイムに眠ると2回、体脂肪を燃やすホルモンが出て、夜中に痩せる。その上、夜に糖質を摂っていないため、夜中にインスリンの追加分泌も起らず、体脂肪を燃焼させるのみである。

一食で時間を空けてドカ食いするのではなく、分食でしかも糖質制限する。身体の本来のリズムに合せたこうした食習慣をある程度集中的に実践すると、インスリンの大量追加分泌と体脂肪の蓄積を行なわずに済み、夜、燃えるべき時間に脂肪が燃えて、朝起きるとスリムになっている。

こうした効果に気をよくして、糖質制限の食事を早目に済ませた後、会社までの一駅を余分に歩くなどの軽いウォーキングをハイブリッドに組み合わせると更に糖質制限の効果が上がるだろう。

このように分食は、食欲を充たしつつ、食欲を押える黄金のテクニックである。

コンビニ食というと味気なさを感じる方も多いかもしれないが、いざ糖質制限していると、毎回毎回美味しい食事をお腹いっぱい食べたいという「過剰な食欲」が抑制される。

そして味覚にも敏感になり、本当に美味しく健康に良いものを、バランスのいい形で少量ずつ食べたいと思うようになる。

つまり無駄な食欲が抑えられ、同時に「心のエクササイズ」もはかれるのだ。

短い時間に、一度の食事で、それも単品で満腹になる。そんな発想は、代謝が活発で、日常業務でも動き回らねばならないヤング・ビジネスマンならともかく、メタボになってきた中高年ビジネスマンには禁物である。

無駄な食欲に振り回され、膵臓を始めとする内臓を酷使してクタクタに疲れさせるより、どこにでもあり、すぐ歩いて行けるコンビニを利用して、「分食」で食欲を分散しながら満足させる。当然、糖質制限食の基本は守る。こんな理論整然とした食に対する冷静な考え方が、やがて見違えるようなスリムな身体となってアナタの目の前に現れることになるのだ。

「おいしいもの」も、久し振りに食べるからこそ、おいしく感じる。それを毎回の食事で実現しようと考えること自体、「飽食」、いや「呆食」の悪しき習慣であることにやがて気付くだろう。

つまり、「糖質制限食」の本質とは、糖質を制限することによって、心と身体が健康を取り戻し、より健康になる「新たな食習慣」とは何かが分ってくるところにある。そして、一時拡大するにまかせた「食欲」を理性の下で、適性にコントロールできる。そればかりか、体に真に必要な栄養素をバランス良く送り込むことも可能になる。これを当初は「制限」と感じて苦痛にも思えるかもしれないが、やがて、それを続けるうちに、これまでの食事がいったい何だったのかと考えられるようになる。

いわば、「食の革命」であり、それを行なう以前と以後では、世の中が全く違って見える程、新たな視点とわくわくするような達成感、そして「メタボ」、「不健康」と後ろ指を指されていたセルフイメージからの脱却と、単なるダイエット以上の素晴しい効果を与えてくれる食事法なのである。

「糖質制限」で食の革命

糖質制限食は、糖質の多い食品や素材の料理さえ制限すれば、後の肉、魚、豆腐などの料理はいくら食べてもよい。お酒もウィスキーや焼酎などの蒸留酒や、適量の赤ワインなら飲んでも問題ないという食事療法である。

つまり、カロリー制限食とは違い、高タンパク、高カロリーの肉や魚などの食事をいくら食べてもいいことになっている。これは、カロリー制限食の様に食事やおかずの量そのものを減らすため、食欲が満たされない人にとっては、非常に有り難く、始めやすい食事療法である。

だが、現実に糖質制限を厳しく継続していくと、いくら食べてもいいと言われても、それほど食べられるものではないことが分ってくる。外食にしても、いくら食べてもいいと言われてもその通り食欲にまかせて食べていたら、食費がかかって仕方がない。それでも最初は、この糖質制限で肉、魚、豆腐類をお腹いっぱい食べながら、もう一方の糖質過多の食事、ご飯、麺、パスタ、そして血糖値の高い食材を遠ざけていく。

これにより、血糖値の急激な乱高下が起らず、「ブドウ糖・グリコーゲンのシステム」の乱用で傷ついた身体と心が、メイン・エンジンである「脂肪酸・ケトン体のシステム」によって活性化し、血流が良くなって健康を取り戻していく。

また糖尿病の血糖コントロールも良化し、悪化が食い止められる。

糖質制限食を継続していくことで、こうした恩恵は確実に得られるわけだ。

メタボおやじとしては、それだけでも有り難い限りだが、糖質制限食を続けていくことによって、その次のステージとして、糖質制限を続けながら、更なる健康をどう改善していくかが大切である。そのためには、食べる内容や素材に対する考え方が大きく変わってきてしかるべきだ。

例えば、肉を例に取ろう。糖質制限食では、牛、豚、鶏など、肉は基本的に糖質が少ないためなんでもＯＫである。では、日本において高級牛とされる霜降りのサシの入った牛肉を腹いっぱい食べる食生活が果していいことなのだろうか。

そんな疑問から、私は牛肉の正しい食べ方についても取材を進めてきた。

日本人の牛肉の食べ方は実に奇妙である。牛肉は脂質が多いと言いながら、現実に食べる時は、サシの入った霜降りの牛肉を有り難がって食べている。しかも、本来の肉の美味しさを味わうのではなく、砂糖をタップリ入れた割り下ですき焼きにしたり、頼んでもいないのに甘辛い照り焼きにして、霜降りのステーキを食べている。

牛肉の本来の旨さが分るのは、健康な環境で育った赤身の若い肉を、塩かレモンでいただく。これが一番である。

また、いわゆる焼肉にしても、日本ではせっかくの牛肉を砂糖タップリの甘辛いタレにつけて食べる。本場・韓国ではエゴマやチシャの葉を巻き、中にコチジャンなどの辛味噌をつけて食べる。この場合、糖質制限的にＮＧなのは、コチジャンだけで、栄養学的には韓国の食べ方が優れている。

こう考えた結果、私は牛肉も、健康的に育ったＡ３～Ａ４ランクの赤身の牛肉を塩、コショウとせいぜいレモンで食べた方が、牛肉本来の味が堪能できると思うようになった。

糖質制限を継続していると、このように、その食材が持つ本来の美味しさに気付くようになる。料理の味も自然に薄味を好むように変わってくる。何故かといえば、料理を主食を食べるためのおかずではなく、料理そのものの味で食べるようになるからだ。

そのため、素材の味を活かした薄味の方が飽きがこなくていい。また、塩っ辛いとどうしても白いご飯や白いパンが食べたくなる。これは糖質制限としては当然NGである。また、塩分の摂り過ぎは、高血圧や動脈硬化の原因にもなる。

日本食は、ヘルシーな料理として世界から注目されているが、塩分が強過ぎることが欠点である。これは、ご飯のおかずとして料理が味付けされているからだ。

しかし、豆腐、アゲ、ガンモ、おからなどは良質な植物性タンパク質が豊富に摂れる、糖質制限食を続けていく上で、欠くことの出来ない優れた食品である。これらはむしろタップリと摂りたい。

このように、糖質を制限することで、従来の食事についての見方が大きく変わる。単に表面的に美味しいもの、見栄えのよいものではなく、真に健康によく、栄養学的にも優れたものを、バランス良く摂りたいと思うようになった。また、そうしたものこそ、真に美味しいと思えるようになった。こうなると、糖質制限を意識しなくとも、自然に以前の食事には戻りたくなくなってくる。つまり、糖質制限食が引き金となって、食事に対する考え方が根本的に変わる「食の革命」が起ってきたのだ。

その第一歩は、日常的に利用するコンビニでの食材の選び方の変革から始まった。徹底的に糖質を制限しながら、コンビニでタンパク質と繊維質を多く含む野菜を中心に、時間をかけずにすぐ選べる食材を探す。

鯖の水煮缶やツナ缶など、ＥＰＡやＤＨＡを多く含んだ缶詰類も売っているし、チーズ類も品揃えが豊富だ。また、冷奴などは、ネギ、ショウガなどの薬味付なのも嬉しい。最近では野菜スティックなども売っているから、これにミニ・マヨネーズをつけて食べる――等々。コンビニを手早く利用することで、どんな場所でも、どんな街でも、糖質制限食が二～三パターン用意出来る。その意味でコンビニは、スーパー以上に便利で、手軽な「糖質制限食ステーション」なのである。

第6章

外食する時、守りたい基本と応用スキル

最も便利なのは、親切な居酒屋か気の利いた小料理屋

糖質制限を外食で実践する際、最も重要なポイントとなるのが、夜の食事だろう。夜の糖質制限が重要なのは、私が実践した糖質制限の提唱者、江部康二医師が勧める三種類の糖質制限パターン、すなわち「スーパー糖質制限」（朝、昼、夜の一日三食制限）、「スタンダード糖質制限」（夜の糖質制限プラス、朝か昼のどちらかを糖質制限）、「プチ糖質制限」（夜のみ糖質制限）のいずれかも、夜に糖質制限していることでも、その重要性がよく分る。

その夜に摂るべき食事だが、これはご飯や麺類などに多い「糖質」の多い食品を避ければよく、おかずは沢山食べても問題はない。

まさしく「おかず」と言われるぐらい「数多く」食べれば、バランス良く栄養が摂れ、身体の代謝機能が高まるために、むしろ痩せやすくなる。しかも、糖質の高い食品を徹底的に避けることで、血糖値の乱高下も抑えられる、ビジネスマンなら勤め帰りに職場の仲間と会食しながら、楽しくワイワイやる機会も多い。そんな時、おかずが豊富で、ある程度自由に料理が選べ、しかも酒が飲めるのが、「街の居酒屋」である。

何故、居酒屋が糖質制限にいいかというと、料理が素材そのものを使ったシンプルなものが多く、焼き魚とか焼き鳥といった味付けが分りやすく安心出来るものが多いからだ。これが高級な懐石料理店や割烹などになると、一見ヘルシーで淡白な料理の様に見えても、実はうまみを出すため、下味に砂糖をタップリと使っていたり、糖質の高いみりん調味料や日本酒を使用していることが多い。

しかも、こうした店では、職人が腕に自信を持っているから、糖質を制限したものを食べたいなどと言っても、何を言っているのかと怒られるのがオチである。その点、居酒屋だと、料理法が簡単なメニューが多いので糖質量も大まかに計算できるので安心だ。

居酒屋では、新鮮な魚のメニューが多く揃えてあるのが嬉しい。魚の糖質量は、鯵が0・1g、鯖が0・3g、サンマが0・1g、メジマグロ0・1gと殆んど糖質制限的には問題ない。アサリ0・4g、穴子0・0g、イカ（スルメイカ）0・2g、うなぎ（白焼き）0・1g、蒲焼き3・1g、ウニ3・3gと低く、海老（ブラックタイガー）でも0・3gだ。特に鯖などの青魚は、日本人に不足しがちなDHAやEPAを豊富に含んでいるし、鮭やイクラには抗酸化作用のあるアスタキサンチンが豊富に含まれている。

夜の居酒屋にはまた、糖質制限食に最適のモツ煮や牛スジ煮、肉豆腐といった肉を中心とする煮込み系のツマミメニューや、豚肉のあぶり焼き、焼き鳥の盛り合せといった肉メニューが勢揃いしている。糖質制限では、白より茶、赤など色のついている食材を選ぶのが基本である。焼き鳥でも、白いササミももちろんいいが、レバーや砂肝など赤い色が濃いものを中心に適量選ぶようにすると脂肪燃焼効果が高まる。

鶏はカラ揚げでも旨いが、衣部分に小麦粉が使ってあるので、出来れば避けたいところだが、1、2個なら問題はない。

肉料理の中でも脂肪燃焼効果が最も期待できるのが牛肉である。塩であっさりと焼いたステーキ、身体を温める効果のある青ネギを巻いた牛肉巻きなど、肉と野菜を共に味わえるメニューを優先的に注文するといい。肉はミディアムレアの赤身肉がお勧めだ。

現代人の多くは、糖質や悪い油を摂り過ぎる反面、タンパク質、ビタミン、ミネラルが圧倒的に不足している。健康に気を遣ったヘルシーな食事というと野菜を豊富に食べている方が多いようだが、野菜中心とこだわるあまりタンパク質不足に陥らぬよう心掛けなければならない。

タンパク質は身体全体の組織の主成分となる栄養素で、1日に体重1キロ当たり、約1~1・5g必要と言われている。つまり体重50キロの人なら50~70グラム必要となる。牛肉100グラムを食べても料理での損失も含まれるため、摂取できるタンパク質は8グラム。生卵1個で6・5グラムしかない。健康人の食事では、牛肉、アジ、豆腐、大豆、卵、大豆、卵、牛乳などを中心に1日20～30グラム摂っているが、これでもまだ少ない。最近ではタンパク質の摂り過ぎも寿命にマイナスになるとの指摘もあるが、まだまだ日本人の食事にはタンパク質が不足しているのである。

食事によって摂られたタンパク質は、体内でアミノ酸によって分解され、血液を通して全身に運ばれる。脳内にも「L-トリプトファン」など様々な形で届き、化学変化を繰り返した後、ドーパミン、セロトニン、GABAなどの神経伝達物質が作られ、感情や行動、性格が決まると言われている。

中でもドーパミンは、適度にあれば元気も出て代謝も上がり、達成感、充実感も高まるが不足するとふさぎ込みがちになり、怠惰になり、代謝も落ちて太りやすくなる。

またセロトニンは、不足するとうつの原因になるといわれ、肉や魚、大豆、アーモンドなどに含まれている。更にGABAは、玄米や小麦胚芽、漬物やキムチなどの発酵食品にも多く含まれている。

私達の身体にある脳、血液、内臓、骨、筋肉は、食べ物に含まれている栄養素から含まれており、中でもタンパク質は最も重要な栄養素のひとつである。このタンパク質を豊富に摂る一方、摂取するカロリーを出来るだけ抑える。すなわち「高タンパク、低カロリー」、そして血糖値の乱高下を防ぐために、「糖質制限」した食事を摂る。加えて、不足しがちな食物繊維を補給するため野菜を豊富に摂る。こうした「ベストミックス」の食事を摂るには、夜、それも夕方早目の居酒屋での食事が欠かせないのだ。

このように、栄養素の組み合わせと量を上手に使うことによって、栄養学的な作用を起こさせるのが、正しい食生活のスキルである。

但し、重要なのは、1、2回の食事では潜在的な栄養不足はなかなか改善されないということである。ある程度、同じパターンで足りない栄養補給を続けていると、個体差によりある一定の数値を超えた時点でようやく明確な反応が出てくる。私が初期の糖質制限食を始め、約1週間から10日目で突如、メイン・スイッチが入ったように感じたのもまさに、ひとつの食生活パターンを一定期間持続していったために、ある時を境にその効果が出始めたのだ。

グループでワイワイガヤガヤと騒いで飲み食いする居酒屋は、会社の同僚や業界関係者を集めた宴席も多いビジネスマン向きかもしれない。その点、担当編集者と打ち合せしたり、取材で利用するぐらいしか飲食する機会のない物書き稼業の私は、むしろ一人で入れるカウンター割烹か気の利いた小料理屋の方が使い易い。糖質制限関連の取材でよく出かける京都には、こうした気の利いたカウンター割烹や小料理屋、軽食も食べられる粋なバーが数多くあり、馴染みの店もいくつか見つけた。東京では、銀座か神田か新橋、赤坂あたりに、それぞれ一、二軒見つけて、これを常連にしている。糖質制限を続けながら、正しい栄養補給が出来る親切な居酒屋か気の利いた小料理屋を選んで通い、店の主人とも糖質制限に関する理解を共有できる。そんな店を見つけておくといいだろう。

糖質制限プラス地中海食のハイブリッド

外食で糖質制限を実践する際、気の置けない街の居酒屋を並んで便利なのが、本格的なフレンチやイタリアンのレストランである。

この二つに共通するのは、オリーブオイルをたっぷりと使用する地中海食であることだ。

米国糖尿病学会（ADA）の糖尿病食事療法の選択肢として、従来の①カロリー制限食（高糖質食・糖質60％）の他に、オリーブオイルを豊富に使った②地中海食が挙げられている。そして、糖質のグラム数を患者の症状に応じて計算し、必要量を摂取する③糖質管理食と低糖質食を食べる④糖質制限食の4つが推奨されている。

地中海料理には、魚介を使ったメニューが豊富にあり、糖質制限食とハイブリッドで組み合わせれば、食事の際のバリエーションがより豊かになる。

まずフレンチの場合、パンと最後のデザートを除けば基本的に問題はない。ただ、小麦粉を沢山使ったパイ類やホワイトソースのシチューなどのメニューは避けたいところだ。

フランス料理の場合、食べる順番もオードブルに始まり、サラダ、スープ、肉料理か魚料理、あるいはその両方という順番で出てくるので血糖値の上昇も抑えられる。この間、パンが横に置かれるが、これは本来、料理と料理の合い間に口の中をサッパリさせるために食べるのが目的であり、パンを主食として食べるためではない。出来るだけ、料理をメインに食べるのが原則だ。

イタリアンは更にやりやすい。前菜を取り、パスタ類を除いて、第一皿、第二皿と進んでいけばいいからだ。イタリアンの場合、魚介類に和食より工夫をこらしたメニューが豊富なのも嬉しいところである。もちろん肉類も牛肉のビステッカなど美味しい料理が沢山ある。パスタ、ピザ、米料理などは糖質制限的にはＮＧだが、最近大豆粉やグルテン粉などを使ったパスタやパンなどを出す糖質制限食対応のイタリアンレストランが出て来たのは嬉しい限りだ。

糖質制限外食先進地の京都には、コンニャク米で作ったパエリアやピザを出すスペイン料理店まで登場し、人気を集めている。

これらの料理は共に赤ワインが楽しめる。赤ワインに含まれる成分、レスベラトロールは動脈硬化を予防する作用があり、赤ワインを日常的に飲むフランスでは、心筋梗塞の患者が少ないため、「フレンチ・パラドックス」と呼ばれていることはよく知られている。これは、赤ワインの日常的な摂取の他に、牛や豚の内臓料理もよく食べることが原因ではないかと言われる。こうしたフランス料理の栄養学的に良い点は、是非、糖質制限食を継続する際のバリエーションの一つとして加えたい。

またフレンチやイタリアンは、オリーブオイルを積極的に摂り、リノール酸を減らすことにも役立つ。更に魚介類を食べることで、EPAやDHAも摂取できるのも利点だ。オリーブオイルは、一価不飽和脂肪酸が多く含まれており、動脈硬化によい。またEPAとDHAも血流を良くし脳代謝を活性化させる働きがある。

よく知られているように、日本では一時、植物油が体に良く、動物性のものは身体に悪いと言われて、大豆油、コーン油、紅花油などを人々は積極的に摂るようになった。ところが摂り過ぎても健康に良くない。最近、心筋梗塞や脳梗塞、アレルギーや炎症の原因になっていると指摘されているのがリノール酸だ。リノール酸は、人間の体内で合成できないため、食物から摂るが、1日1～2gが限度なのに、最近では1日に20グラムまで摂取しているといわれ、その摂り過ぎが問題となっている。一方でEPA、DHAの摂取は不足しており、それを解決するのが、糖質制限プラス地中海食の組み合わせである。

肉を食べて、健康でスリムになる

この他、外食でしっかりと食べたいのが肉である。

「肉を食べると太る」というイメージがあるが、これは私の経験からも全くウソであり、単なる思い込みにすぎない。肉はむしろ、身体の機能を維持し、活性化させる様々な働きがあり、健康維持には欠かせない食べ物だ。

また、肉には、抵抗力や回復力を高め、免疫力を高める良質のタンパク質である必須アミノ酸を効率よく摂ることができる。その他にも精神を安定させ、うつ病などの気分障害を防ぐばかりでなく、脳の活動を健全に保つ働きもある。更に、肉にはカルニチンという物質が多く含まれており、脂肪を燃焼させるだけでなく、満腹中枢を刺激することで食欲を抑える働きもある。

特に中高年になると、若い世代より意識して肉を中心とした動物性タンパク質を摂らねばならないといわれる。加齢が進むごとに、筋肉が落ち、基礎代謝も下がるからだ。筋力が低下すること自体、老化の始まりとなり、筋力が落ちると抵抗力や回復力が落ちてしまう。

人間の身体は水分が70％で、タンパク質が15～20％を占める。このタンパク質を構成しているのは、20種類のアミノ酸で、数十から数千個のアミノ酸が継がり、体内で分解と合成を繰り返している。タンパク質というのは、これほど貴重な成分だが体内で貯蔵できない。肝臓のタンパク質は2週間、筋肉のタンパク質は180日で入れ替わってしまうといわれている。だから常に補給が必要なのだ。

タンパク質を合成するアミノ酸の中には、体内で作られるものもあるが、20種類のうち9種類は、食べ物から摂取しなければならない。これが「必須アミノ酸」と呼ばれるもので、この必須アミノ酸をバランス良く含んでおり、しかも体内での吸収率が植物性に比べて高いのが、肉なのである。

その時、肉だけで食べるのではなく、つけ合わせとして食べると良いのが、色鮮やかな野菜やキノコ類である。野菜には肉類に含まれないビタミンCなどのビタミン類、カリウムなどのミネラル、食物繊維が豊富で、特に加熱して食べる緑黄色の野菜に繊維が多く、しかも沢山食べられるのがいい。

野菜にはまた抗酸化作用のあるビタミンEが豊富に含まれている。人間の体内には、化学反応の結果、活性酸素が発生し、細胞膜を傷つけて、酸化された膜の脂肪を発生させるが、この害から身体を守ってくれるのが、ビタミンEである。ビタミンEの吸収には、脂肪が必要だが、タンパク質もあると体内の各組織へビタミンEを活発に運んでくれる。

野菜にはまた食物繊維が極めて豊富に含まれており、水分を吸収し、腸内の老廃物を便と共に一掃してくれる他、コレステロールや脂肪と吸着して排出してくれる。

このように、肉を食べることが決して健康に悪いわけではない。それどころか、タンパク質を摂取するためにも、食事に欠かせない食べ物である。そしてその効果をより高めてくれるのが、つけ合せにタップリと摂った緑黄色野菜やキノコの炒め物とのコンビネーションなのである。

つまり、単に肉を沢山食べるのではなく、つけダレなどの糖質をカットしたり、つけ合わせに野菜やキノコを沢山食べる。そうした食べ方が大切なのだ。

牛肉は肉の中でもコレステロールが比較的高いが、これを豆腐と共に調理すると豆腐の脂質に含まれるリノール酸がコレステロールを下げる働きがある。

またキムチなどの乳酸菌の多い食物と共に摂ると食物繊維の他、ビタミンC、乳酸菌を摂取することになり、腸の健康にも役立つ。

こうした点を考えると、日本の焼肉屋ではなく、本場の韓国料理も牛肉、豚肉、鶏肉を、野菜と共に食べるので、糖質制限がしやすく、かつタンパク質や繊維質も効率よく摂れる優れた栄養食だといえる。

既に述べたように甘辛い味噌や米粉を多用した餅や米を使ったメニューを避ければ韓国料理は、むしろ糖質制限とタンパク質摂取は非常に効率がいい。

肉を焼いて調理する際も、フライパンや鉄板で焼くより、網焼きにした方が脂肪が熱で溶け、コレステロールもかなり減少する。反面、タンパク質の目減りは僅かなので、高タンパク、低カロリー、つけダレを塩とレモンにすれば、低糖質も実現できる。

このように料理法によっても、肉の持つマイナス面をかなり軽減できる。要は栄養に対する考え方と工夫である。

気をつけたいのは、中華と和風外食

こうして次々と外食の対象を整理していくと、最大の敵は中華料理と日本料理化されたカレーなどの元・外国料理である。

いわゆる街の中華料理店に入ると、本場の中国料理では麺類や飯物に入る麺料理やチャーハンなどが、単品料理で出てくる。これに副菜として餃子やシュウマイ、春巻などの点心類がでる。しかし、これは本場の中国料理でかなり異例なことだ。

香港や広州などの大都市に行くと、中国料理店ではなく、広東、上海、湖南、四川といった中国各地の料理店が並んでいる。単独の麺専門店や粥専門店もあるが、多くの現地人はそれに青菜の野菜炒めなどの野菜料理を加え、肉や魚介類の入った麺料理を注文して食のバランスを取っている。

一方、日本のいわゆる中華料理店では、日本人対応のため、麺類に餃子やシュウマイなどの点心類を加え、更に定食と称してこれにご飯を加えたりしている。こうなると糖質摂取のトリプルパンチである。

また、野菜料理や魚介料理を注文しようと思っても、八宝菜やエビチリなどでんぷん質のとろみを白飯の上にかけたダブル糖質料理や、砂糖をいっぱい効かせた甘辛い料理が多い、これらは全て糖質制限食の敵となる。

東京などでは街で外食、特に昼食を摂るとなると、こうした中華料理店が実に多い。私もかつては安くて旨いこれらの店によく入ったが、当初3週間で脅威的な体重減を果たした後、打ち合せで昼、東京都心へ出て行くと、こうした中華料理しかなく、後は、ハンバーガーやピザなどのファースト・フード店ばかりである。まさに荒涼たる「フード・デザート」(食の砂漠)だとその時痛感した。

結局、お腹が空いて仕方なくなったので、そのうちの一軒に入ったのだが、壁に貼られたメニューを見て愕然とした。中華料理のメニューでは糖質制限を厳しくしようと思うと、食べるものが全くないのである。仕方無く手元のメニューを眺めながら、しばらく思案した。そして、塩味の五目麺を頼み、麺の上に乗っている野菜炒めとチャーシュー、半分に切った玉子を食べ、スープを飲んで、麺をそのまま残し、すぐさま店を出てしまった。かなり変な客だと思われたことだろう。

ある時はチャーシュー麺を頼み、上のチャーシューを食べて、スープを飲んで店を出たこともある。こうした「挑戦」を積み重ねていくうちに、だんだん度胸がついてくる。

店に入って、例え麺を殆んど残しても、体験としては中華料理を久々に食べたような気になる。それだけでも、中華料理の糖質制限の場合、よしとしなければならない。私のような中華好きの人間にとって、これはかなりの試練であった。その後、新橋に日本初の糖質制限中国料理店が誕生し、中国料理を食べたい時はそこに出かけるようになった。また「おやじダイエット部」の例会も毎月1回、第三火曜日にその「梅花」（メイファ）という店で開くことを決め、たまる中華料理ストレスを少しでも緩和するよう努めている。

日本化した外国料理で、もうひとつ悩まされたのがカレーだった。日本のカレーは、豆を中心とした野菜やチキンを各種のスパイスを組み合せて煮込んだインドのカレーとは全く異なる。糖質の極めて高い小麦粉を炒めて作ったカレールウにジャガイモ、ニンジン、玉ネギなどのこれまた糖質の高い根菜類を加えて煮込み、それを大盛りの白飯の上にかけてご飯を大量に食べる「日本料理」だ。インドでは、ナンをカレーにつけて食べるが、日本におけるカレーはお皿山盛りのご飯にカレーをかける。こうして二杯、三杯とご飯を大量に食べるのである。これに衣をつけたカツを乗せてカツカレーにしたりすると、カレー、白飯、カツの衣という「糖質三重奏」になる。

糖質制限開始後は、この悪しき食習慣を辞め、カレー味を食べたいときは、パートナーの吉村が野菜炒めにカレー・パウダーやクミンを使ったり、糸コンニャクを焼きそば風に炒めた料理の味付けに遣うなど工夫をこらしているので助かっている。

「おやじダイエット部」の会員の中には、どうしてもカレーを食べたい時は、牛肉タップリのレトルトカレーを温めて、冷たい絹ごし豆腐を崩した上にかけて食べている者もいる。私も一時これを試してなかなか美味しかったが、糖質の少ないレトルトカレーを売っているコンビニなどが意外に少ないので、あくまでも一時しのぎのメニューに留めている。

このように、糖質の極めて高い麺類や点心類、それに本場ではシメにあたるチャーハンなどのご飯物をいきなり最初から食べる「日本風中華料理」や「カレーショップ」は、糖質制限食にまだ慣れないうちは「君子危うきに近寄らず」、無理して近づかないようにすることである。

　また、最近では牛丼、カツ丼、親子丼、天丼などの丼物のチェーンも増えている。これらも、糖質の高いご飯の上に、辛いおかずを乗せ、ほぼ同時に食べるシステムだ。最近では、ご飯部分を豆腐にして、上にレタスを敷き、牛丼の具を乗せてくれる「すき屋」の「牛丼ライト」といったメニューも出ているが、どうしても丼物を食べたい場合は、最初にサイドオーダーで野菜サラダや冷奴を頼み、みそ汁を飲んでから、具だけ食べ、ご飯はそのまま残すようにする。こうした非常手段で対抗するしかない。しかし、正直言って、あまり美味しいものではなく、実際にこうした食べ方ダイエットを実践してみて、美味しくないから丼物を食べることはもう止めると考える方が得策だ。

　糖質制限食を成功させるには、まず、従来の食習慣に別れを告げることが大切である。「過去」を振り返っても仕方がない。アレが食べられない、コレも食べられないとマイナスに考えるのではなく、まだこれも食べられる、こんなものまで食べられると徹底したポジティブ・シンキングで臨むことである。

　そして何より、急激にスリムになって、健康になることの恩恵を最大限に享受することだろう。

　少なくとも糖質制限食を始めた最初の3週間は、急激な減量というこの食事法の第一のメリットを実現するために、以前自分が好きで大食いしてきたメニューや食事などは、無視するのが一番だ。食生活から言えば、そういう慣習こそが太る原因となってきたのだから、それを蒸し返すことはない。

また、「食べたいものを食べる」、そういった「食の欲望」も、この際、少し知的に抑制しておくことが重要なのだ。

とにかく最初の3週間は、ダイエットの具体的な結果を出すまで集中して頑張ること。すると糖質制限食の場合、激しい運動などをして痩せる体重の5～6倍、人によっては10倍以上、一気に痩せられる。この結果が現実に出てくると「エッ、こんなに痩せられるのか」と驚くが、この結果が出るまではあれも食べたい、これも食べたいと余計なことばかりも考える。そんな時は、ごくごくシンプルに考え「今回ばかりはとにかく食べない」と自分自身の心の中で宣言することである。

「おやじダイエット部」部員の中には、職場の同僚らの前で、「私は糖質制限食ダイエットを始めました」と堂々と宣言し、あえて自分を実践に追い込んでいったという強者もいる。現在の職場では、健康管理にも理解があり、皆の前で宣言すると、逆に周囲が協力してくれるようになる。そして成果が出ると職場の話題となり、共に糖質制限を行なう仲間も増えてくる。何を食べようか、外食先であれこれ悩むより、食べられるものを美味しく満腹にいただいて、スリムになり、いち早く健康になることだ。

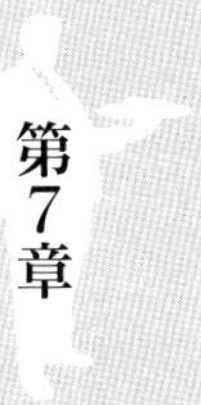

第7章

糖質制限食を続けて辛かったこと。その打開策。

食べるものが何もないと感じた1週間目

何といっても辛かったのが、糖質制限食を始めた最初の1週間だった。江部医師の著書を片手に糖質の多い主食を食べないことに決めたが、では代りに何を食べればいいのか最初は何も分らず、これまで食べていた全ての食品が食べられないのではないかと錯覚してしまった。これは裏を返せば、それだけ日々の食生活が糖質過多に陥っていたという証明なのだが、スーパー糖質制限を開始したその日から、朝食は何とかしのいだものの、次の食事は何にしようかと途方に暮れてしまった。

仕方無く、知り合いの食雑誌編集長に送られた「満腹ダイエット」から、食べられそうなメニューをパートナーの吉村に作ってもらった。例えば、糖質オフのとんかつなら食べられるだろうと、パン粉の代りに高野豆腐を使い、パン粉の大きさ程度に包丁で高野豆腐を削る。その作業は手伝ったが、こんなことは何時まで出来るだろうかとも思い、正直言って焦った。

作ってもらった高野豆腐のとんかつは、まずまずの味だったが、従来のとんかつに似せて料理すると、どうしても従来のものの方が食べたくなる。

そこで意を決し、これはいけないと最初の1回で止めてしまった。

だが、とんかつを食べたいという「欲求」は定期的に湧いてくる。これをどうするか、私は考えた。まずは、当初の第一目的である糖質制限ダイエットの結果を出すまで「とんかつ禁止令」を自分に課すことにした。そして、これを達成した暁には、とんかつ屋に行って、一度食べてもいいという「条件」を付けたのである。

これを実現すれば、久し振りにとんかつが食べられる。そんな「夢」だけでいい。それで最も重要な初期の3週間は乗り切れた。

これで体重20キロ減を実現すると、すぐとんかつ屋に行きたくなると誰もが考える。実は、そうはならない。何故なら、その時点で見違える程、痩せてしまっているので、せっかく手にした「喜び」を手放したくないと思うようになるのだ。

だから、夢はまだ、しばらく取っておく。

しかし、また放っておくと、その「とんかつの夢」が不必要に膨らんでくる。こんな時には、ダムの貯水湖に貯まった水のように、時々放出しなくては、ダム湖自体が溢れ出る怖れがあり、糖質制限ダムも決壊しかねない。

そこで、全く意識せず、取材が終った時などに、ごく普通のとんかつ屋に入ってみた。この時、とんかつの名店や極上のとんかつを目指してしまうと、その味に夢中になってしまう。あくまで普通のとんかつ屋でいいのである。

この際も糖質制限を意識して、最初はキャベツ、次にとん汁、そしてとんかつの衣をはずして肉だけを食べる。こうして久し振りにとんかつを食べたが、正直余り美味しくはなかった。糖質制限食的には、それでいいのだ。とんかつというのは、それほど美味しいものではないと思ってしまえるからである。

美味しかったら、また食べたくなる。だから、せっかく食べても余り美味しくない食べ方をして、とんかつとはこんなものかと、自分から自然に遠ざけていけばいい。

それでもダム湖に欲望は貯まる。そんな時は、更なる体重減少や、検査数値を見つつ、江部医師流に「まぁ、ええやろ」と自分で判断し、食べる順序はそのままで、衣をつけたまま二、三切れ食べ、残りは衣を取る。

こうすると「とんかつ」を殆んど食べたという気になる。私の記憶では、糖質制限1年目に、1回だけダム湖が貯まったので、衣をはがしたとんかつを食べて、放水した。

それから更に1年して、衣をつけたとんかつを、二、三切れ食べた。とんかつを食べたのはこの2回だけだ。

3年目に入った今年は、二、三切れ衣をつけて食べ、後は衣のついた肉を残した。こうして、少しずつ「とんかつ」の魅力から離れていくことで、無理なく「とんかつ好き」人間から変身することが出来たのである。

一方で、「美味しい肉のカツ」が食べたいという残党がまだ心の中に残っている。そこで最近覚えたのが、ウィーン風のとんかつ「ウィンナー・シュニッツェル」だ。これは、肉を薄く伸ばし、パン粉少しと粉チーズをまぶして、カラッと揚げる。日本風の小麦粉たっぷりのとんかつと違い、糖質量は遥かに少なく、非常に上品である。これを切って、野菜サラダの具として散りばめると、肉単品で食べるより、食事のバランスが遥かによくなる。しかも、ウィーン風カツレツにすれば、和風のとんかつ定食のご飯も不必要になる。

日本のとんかつ定食では、山盛りのキャベツに、糖質タップリの甘辛いウスターソースをたっぷりとかけ、塩辛いとん汁を飲む。その結果、白いご飯で口の中をサッパリさせたくなり、つい糖質を摂ってしまう。ならば、そのご飯を食べる機会をなくす、ウィーン風カツレツ・サラダをたっぷり作って、それと豆腐の入った野菜スープなどで、新しい料理として完結させてしまえばいいのだ。

こうやって次々とかつての「好物」を遠ざけていった。慣れとは怖しいもので、今では「とんかつ定食」を見ても、さして美味しい料理とは思えないようになった。どうせ肉を食べるなら、小麦粉の衣などつけずに、そのまま網焼きにするなど、もっと美味しい方法が沢山あるのになどと思ってしまう次第である。こうして、食生活の趣味を糖質制限を軸にして、180度変えていったのである。

この場合も、一気にやるより、ゆっくり、じっくり「改革」に取り組んでいかないと、それまでの食習慣という「抵抗勢力」にどこかで巻き返されかねない。

だから、少しずつ、しかし確実に糖質制限維新の目的を達するため、日々の改革を積み重ねて行く必要がある。

メニューがすぐ底を突いた2週間目

糖質制限による脅威的なダイエット効果が実感できるまでは、こうして従来好物だった食事メニューを少しずつ遠ざける毎日となった。

するとやがて食べるものが無くなってくる。しかし、ここから後戻りしては、元の黙阿弥だ。糖尿病の場合、生活習慣、肥満、インスリン抵抗性、高血圧、高脂血症、食後高血糖、インスリン分泌不全、糖尿病、腎症、網膜症、神経症、虚血性心疾患、透析、失明、脳卒中、認知症、心不全という「メタボリック・ドミノ」の連鎖反応が起こってくる。

一度倒れだしたらなかなか止められないこの「ドミノ倒し」を少しでも上流で食い止めることが必要だ。それには、糖質制限食を進めると同時に、好きなものを食べ過ぎないという「過食」を改めることが重要になってくる。

好物を少なくするということは、健康的に見ても非常にいいことなのだ。

だがあまりに急に「好物」を減らしていくと、食べるものがなくなってくる。これに悩まされたのが2週間目だった。この時、糖質制限による反動や食習慣の急激な変更による揺り戻し、食べるものがないと空腹感などが同時多発的に発生し、それなら以前の食生活に戻した方がいいという「悪魔の囁き」が起る。

それを防ぐには、とにかく糖質制限を実行しつつ、糖質制限の範囲の中で好きなメニューや好物を少しずつ新開発していくしかない。

私の場合、パートナーの吉村がそれを少しずつ開発してくれたのだが、その「継ぎ」となったのが、豆腐料理だった。

豆腐は「畑の肉」といわれる大豆から作られ、タンパク質、ビタミン、ミネラルが豊富に含まれ、腸内環境を整える食物繊維も多い。また、血液中の余分なコレステロールや中性脂肪を減らし、脂質の酸化を抑制する成分、サポニンも含まれている。なのに、100グラム中の糖質量は木綿豆腐なら1・2g、絹ごし豆腐でも1・7gだ。白飯がご飯茶碗一杯（約150g）で、55・3gという糖質量を考えると、豆腐の持つ偉大さ、有り難さが分る。

もうひとつ豆腐が有り難いのは、主食に代る食事のカサが保て、淡白な味で比較的飽き難いということである。私も、糖質制限食で最も辛い2週間目は、もっぱら豆腐料理に頼った。例えば、沖縄でよく食べられていたゴーヤチャンプル。これは以前からの好物であったので、一番苦しい時に食べて元気を取り戻した。続いて「満腹ダイエット」に載っていた「厚揚げたっぷりツナサラダ」「厚揚げのたらこマヨネーズグラタン」など新作も試した。だが、現実には厚揚げばかりそう沢山食べられるわけではない。結局、これも一回で終った。

長続きしているのは、塩を振った溶き卵に角切りの豆腐を入れ、ゴマ油で炒める「韓国風ジョン」である。これは手軽に出来て、飽きないので、一人で朝食を作る時など、トースト代りにしてハムサラダなどとよく食べた。

あるいは、冷奴や湯豆腐をトッピングを変えて食べる。豆腐料理はあまり手を加え過ぎると変に自己主張して飽きてくる。野菜鍋などに入れ、あくまでカサを増やすために使うと重宝する。

この他、炒り豆腐にしたり、上にレトルトカレーなどをかけてみたが、一時しのぎにはなってもやがて飽きてくる。

豆腐は、自らが得点するＦＷではなく、チームのコンビネーション・プレーの中で、時折鋭いパスを出し、得点にも絡む香川の如く、糖質制限食にとっては大変貴重な存在だと言える。

もう一人の貴重なプレイヤーが「卵」だった。卵も1個の糖質量は0・2gで、糖質制限食にとっては、まさに沢山食べても問題はない。卵にはバランス良く含まれた必須アミノ酸、糖尿病予防にも有効なビタミンE、コレステロールを溶かすレシチンなどの含有量もある。以前は卵を食べるとコレステロールが上がるという指摘があったが、あれは草食動物であるウサギに無理矢理大量の卵を食べさせて調べた研究データで、専門家の間でもかなり無理があるといわれている。

この卵を使って、「満腹ダイエット」に載っていた「ゆで卵とトマトのマスタード和え」や「ゆで卵とブロッコリーのグラタン」などを作った。が、これも長く続かず1回で終った。卵はやはり、通常のゆで卵にするかオムレツ、あるいはその中に豆腐やハム、などを入れ、スパニッシュ・オムレツ風に増量するなどの基本的な料理が、やはり飽きがこなくて一番美味しいのだ。

あるいは、私が朝食を一人で作る時の定盤、「トマトと目玉焼きのオリーブオイル蒸し」である。卵は豆腐以上に毎日献立に使うものだけに、やはり独立して主張させず、他の野菜やハムなどに加えて、味を複合的にし、満足感を出したい時に使うぐらいがいい。

サッカーで言うなら、遠藤みたいに攻撃に転ずる時に要になったり、守りの最前線に立つ重要な選手である。

豆腐と卵、この二つの名プレイヤーは、糖質制限食2週間目の本当に苦しい時に大活躍してくれた。しかし、重宝するからといって毎日使い続けるとやがて彼らも疲労してくる。

それが糖質制限3週目に訪れたピンチだった。こうして、豆腐や卵ばかり食べていても飽きてしまい、食べるものが再度底を突いてきたのだ。

同じものばかり食べて飽きが来る3週間目

糖質制限食で禁物なのは、拙速と無理、我慢だった。これを出来るだけせずに、最初は極めてゆるやかに行い、しかも途中で決して制限をゆるめることなく、むしろ加速度的にスピードと質を上げていく。そうでないと短期間に眼を見張るような効果は出ない。

よりゆるい糖質制限でじっくり実践して行ってももちろん効果は出るが、継続する精神力も必要となる。私の場合、最初の3週間に、バンバンバンと糖質を征め、敵の糖尿病の大将の首を取って、戦意を喪失させた。そこから織田信長の如く、サッサと城に戻って次なる敵と戦う作戦である。だから、先手必勝で攻めたのだが、最後の3週間目で「糖質勢」の猛烈な巻き返しにあった。

3週間目、とうとう豆腐や卵も飽きが来て、いよいよ食べるものがなくなってしまったのだ。そこでやむなく、京都高雄倶楽部の主催する糖質制限ドットコムから、ふすまパンや大豆粉で作ったシナモンパンなどを取り寄せ、緊急避難的にパンという「主食」を復活させることにした。このふすまパンを従来のパン代りにし、おかずを従来のものにするという「修正案」で乗り切ることにした。

だが主食の一時的な復活は喜んだものの、正直言って余り美味しいものではなかった。しかし、よく考えてみると美味しいものなら、いくら糖質が少ないといっても沢山食べてしまう。これでは糖質制限的には意味がなくなる。後から考えれば、これでいいのかもしれないとも思った。

私は以前からご飯よりパン好きで、パンという「主食」があれば、正直ご飯はそれほど食べなくともよかった。そんな点でも、糖質制限食に元々の食生活が合っていた。

3週目の後半、体重計に乗って20キロ減を記録した時、これで当初の急激なダイエットの目的は達したと思い、むしろ減り過ぎが不安になった。

その時よく食べたのが、大豆粉で作った京都高雄倶楽部の大豆シナモンパンと青春メロンパンだった。大豆シナモンパンは1個糖質3・2g、メロンパンは4・7gである。この方が、ふすまパンに比べて食べやすいのと、無理だと諦めていた「菓子パン」の登場で、つい毎日バクバクと食べ続けてしまった。ふすまパン代りにバターをつけて主食代りにしたことも多かった。その結果、せっかく3週間で20キロ減まで行った体重が5キロ戻って72キロぐらいになった。

これではいけないと1ヵ月目から食べるのを止めて、結局パンが「主食」という考え方を捨てることにしたのである。このように、行ったりきたりが当然起こる。しかし、それを受け入れつつ、あくまで糖質制限の道を進むことが大切なのだ。それは、「健康」への一里塚である。

この大豆シナモンパンと青春メロンパンは糖質制限スイーツの傑作なので、主食にしない程度で、その後も期間を置いて時々注文している。

パンを主食にする食生活でひと息つき、また豆腐、卵。肉、ハム、野菜中心のおかずといったスーパー糖質制限生活を続けていくと。また2ヵ月目を迎える前に20キロ減の67キロに戻った。そして、そのままピタッと1年余り変動しなくなった。従って正確に言えば、最初に20キロ減に最速で到達したのが3週間目。一度不安になって、少し戻した後、再び20キロ減に戻ったのが2ヵ月目だ。そして3ヵ月目を過ぎる頃から全く体重は安定していった。

この頃になると、痩せて以前よりエネルギーを必要としなくなったのか、食欲自体がなくなってきた。つまり、食べようと思っても食べたくなくなった。もっと言えば、糖質制限の目的のために食べるものもなくなってきたのだが、あまりあれこれ食べると飽きて苦しくなるから、むしろ食べなくてもいいと思うようになったのである。

食べるということは、生物にとって生命維持活動の全てだが、異物を食べるという行為そのもの自体がエネルギーを非常に要する。

また食べる過程で有害なものを取り込む可能性があるので、これを排除させる免疫系が発達してきた。これらのメカニズムは、人類にとって飢餓に耐えることを想定している。

そのため、食事によって必要な分量が口から体の中に入ると、脂肪細胞からレプチンという食欲抑制ホルモンが出て、脂肪細胞に働きかけ、エネルギーの代謝を行なっている。

しかし「食べ過ぎ」の状態ではこのレプチンがうまく機能せず、満腹中枢が適切に反応できなくなる。この結果、レプチン抵抗性が高まり、食欲が抑えきれずに食べ続けるという悪循環も起ってくる。

つまり「過食」で食べたいものを食べ過ぎることとの矛盾が、食べるものが限られている糖質制限によって修正され、「食欲」そのものが抑制される結果となった。その結果、不必要な「食欲」に悩まされることも少なくなったのである。糖質制限を続けていると、このように身体にとっていい反応が次々と起ってくる。

それは、身体にとって糖質制限食が一種の「プチ断食」に近い状態をもたらすからだ。すなわち体の必要なエネルギー源である糖質の摂取が制限されることで脂肪が燃え、レプチンが適切に働き、満腹中枢が抑えられるのだ。

従って糖質制限食を続けていると、以前より少ない量で満腹感を覚え、「過食」はむしろ止まる。これに対し、糖質を大量に摂取すると、太るだけでなく、満腹中枢が正常に機能しなくなり、更に「過食」となり、それでも「満腹中枢」が働かず、更に太り続けることになる。

これはかなり後で気付いたのだが、メニューが限られてきて同じものばかり食べて、飽きが来た状態というのは「過食」の「食欲」から脱出出来る絶好のチャンス到来ともいえる。

それを無理に食べたいものを探して、無理に食欲を刺激する必要もないと私は考えるようになった。要するに、以前のように食べること自身に、余り興味を持たなくなってしまったのだ。伊集院静先生ではないが「食欲。それが、どうした」という思いであった。

食べたい料理は、もうこの世に存在しないと思い込む

それでも「食欲」というのは、一定の欲求で繰り返し戻る。食べるという「快感」は内分泌系の命令系統が脳の高次機能によって発達し、生命の維持活動を続けさせるために、食欲を沸かせるためだ。これも当然無視するわけにはいかない。しかし、食欲をある程度セーブし、適度な「空腹」で食事をするということは、何でも美味しく食べられ、飽きたとかメニューが限られるという制約をも超越してくれるのである。すなわち「空腹」にしてキチンと食べれば「満腹感」と「満足感」は十分両立できることになる。何よりその前に、急激に減量してスリムに変身した肉体があり、糖質制限食によって見事に血糖値をコントロールしている「新しい自分」がいる。この喜びは「過食」による満腹感などを遥かに凌駕するものだった。

また「自分は太っている」、「不健康だ」というセルフイメージから開放され、心の底から元気が甦ってくる。

こうした生活を続けていると、やがてかつて「好物」だった糖質の高い食事メニューは、単なる食事の一部に格下げされるか、今はもうすたれてしまった「懐しのメニュー」

のように思えてくる。それを今更食べたとしても、スリムで健康になった我が身には不必要だと思うようになった。

それでも、外食の時など時折、「郷愁」に近い欲求が沸き起こる。これまでの「食習慣」からの誘惑である。そんな時は「そんな料理はこの世にそもそも存在していなかった」、あるいは「ラーメンなんて本来美味しい食べ物だったのか」と冷静に考えて、少なくとも自分の「食の選択肢」からは除去することにした。

こうして「無駄な食欲」を排除し、本当に健康のためによい食事を充分に摂ることが、満足すべき食の愉しみである。こう考えるようにしたのだ。

ラーメンに続き、白飯に大量の砂糖を入れて握る寿司、本場中国では全て水餃子なのに日本で発達した油ギトギトの焼餃子といった日本独自の「糖質過多食」は、元々食として存在してなかったものだと考えて、食べないようにした。餃子やシュウマイにしても、本来、中国料理の点心の一品で、ご飯のおかずとして単独で食べるものではないからだ。

以前、食べていた好物は、もうこの世には存在していない。もしくは、もう一生分食べ尽したので、健康を犠牲にしてまで今更食べなくてもいい。そう考えることに決めると、「食欲」に縛られていた心が、すっと楽になってきた。

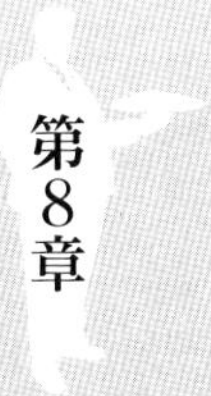

第8章

メタボからスマートに変身し、新たに拓けた世界

糖質制限3年目。到達した黄金のレシピ

パートナーの吉村祐美の「黄金のレシピ」が完成するまで、特に最初の3週間は何を食べていいか分らず、まさに試行錯誤の連続であった。

それは大きく分けると次の三つの時代に区分することが出来る。

①ふすまパン主食時代

糖質制限していても、当初は「主食」という食習慣がまだ残り、白米、麺、パンに代る「主食」となるものを探していた。そこに、ふすまパンというパンの代用になるものを宅配で取り寄せ、毎日、朝、昼、晩と少しずつ食べていたのだが、おかげで一時期見るのも嫌になってしまった。ふすまパンで便利なのは、サンドイッチなどにしてハム、野菜をはさむことで、これにマヨネーズをかけて食べると、他の食材で代わるものがないだけに意外に美味しく、久々に食べると実に有り難く感じる。

このふすまパンも食べ過ぎて飽きてくると結局、普通の食パンやフランスパンへの「郷愁」が募ってくるため、あくまで補助食として、苦しい時期のつなぎの役目を果たすには

いいと思う。私の場合、ふすまパンを郷愁ではなく、だからパンは美味しくないいんだという否定の材料として使っている。

このふすまパンに代るものとして「おいしい糖質制限パン」があるが、こちらは非常に美味しいので、時々、ハンバーガーなどに利用するとなおよい。

②豆腐主食時代

ふすまパンが主食にならないと分って、次は一時期、豆腐を主食とした。しかし、こちらも、おかずを乗せて丼物にするなど、余り手の込んだことをするとかえって嫌になる。むしろ、基本的に冷奴、湯豆腐、あるいは鍋などに入れて、料理のボリュームと満腹感を出すのに使うといい。

また宅配の糖質制限ドットコムのカーボケアシリーズ、豆腐グラタンミートソースは、一人で自炊する時などに大変便利な一品だ。

③ふすまパン・豆腐併用時代

どちらも主食にならないと分って、両方を交代しながら併用した時代もある。だが、飽きないのは豆腐の方で、ご飯代りというより、洋食にもう一品欲しい時のパン代わりに、独立した一品としての豆腐料理は、意外によく合う。

④おかず満腹時代

こうした変遷を経て、ようやくおかずそのものをボリュームたっぷりに食べるメニューが完成した。付け合せにも、ボリュームたっぷりのサラダが添えられ、主食を食べるだけでお腹いっぱいになる。

糖質制限食で一番大事なことは、何より美味しく作ってもらうこと。糖質を制限してもやはり美味しくないと続けられない。

また量もたっぷりとあること。おかずでお腹を膨らませるだけに、糖質の少ない材料で沢山作ってもらい、血糖値の上がりにくい野菜からたっぷり食べる。

血糖値コントロールの良化に伴ない、糖質制限食に加え、アンチエイジングの観点からも健康に必要な食材を少量摂るようにしている。

つまり、糖質制限は基本のキ、更に美味しく、量をタップリ摂れるのが有り難い。レパートリーも次第に増え、まさに「黄金の糖質制限レシピ」になったことを感謝している。

既存の「糖質制限レシピ」も各種出版されているが、糖質を制限することばかりが重視され、料理としての完成度が高いものは正直多くない。糖質制限の素材を使って、メリハリをつけ、もっと美味しく、量たっぷりで、本当に食べたくなるような料理レシピを作って欲しいと思う。

糖質制限食を開始した最初の3週間に始まり、その後、約3年間。まさに我家のレシピは毎日、いや毎食ごとが試行錯誤の連続であった。その中から、パートナーの吉村祐美が、糖質を徹底的に制限しつつも、美味しく、しかも食べ飽きず、量もタップリの「手作り糖質制限料理」の定番メニューを創り上げていった。その「名作」の一部を巻頭で御紹介しているので、是非試していただきたい。

3年経って、我家では「糖質制限食」が当たり前になった。それどころか、たまに糖質の多い食品を誤って摂ってしまうと、逆に気分が悪くなるぐらいである。実はこれが本来の正しい「食」のあり方なのだ。

忘れていた「もう一人の自分」との再会

こうした「スーパー糖質制限食」を続けた結果、私は3週間で20キロ減を達成できた。その後も多少の増減はあったが、開始2ヵ月目で再び20キロ減の67キロに戻し、3ヵ月目にはそこから増えも減りもしなくなった。

　以来、約2年6ヵ月を経過し、体重は67〜70キロを行き来している。2〜3キロの減少なら、少し糖質制限食を徹底すれば、1週間前後で落せる自信もついた。体重減の達成は最も早く出来たため、私にとって一番簡単なことである。そして誇るべきは、大きくリバウンドすることなく、2年6ヵ月後もスリムな身体をキープできていることだ。

　この間、糖尿病の検査基準値であるHbA1Cも最悪時の9・3から、4ヵ月目に6・0、5ヵ月目に5・0（JDS）となり、現在も新しく導入された国際基準のNGSPで5・5（基準値4・6〜6・2）、従来のJDSで5・1（同4・2〜5・8）と極めて良好なコントロールを維持できている。

　肝機能を示すγ（ガンマ）-GTPは、16（同70以下）である。

　体重と血糖値のコントロールを維持しつつ、前にも書いたように、悪玉（LDL）コレステロールと総コレステロールの数値の基準値入りを目指していた。総コレステロールは既に治療ガイドラインをはずれていて問題はないが、多過ぎると心血管イベントとして残る。

　そしてLDLは最後まで基準値以下に下がったことはなかった。ところが2012年8月に行なわれた最新の血液検査で、この全てをクリアできた。パーフェクトに全ての項目が基準値入りできた。中性脂肪も一度は下がっていたものが、前々回急激に上がり、224（基準値150以下）になっていたが、これも再び106に戻した。善玉のHDLコレステロールも過去最高の60に上昇している。

こうして私は、数値の上ではメタボリック・シンドロームと糖尿病数値を克服してしまった。後は、現在の数値をキープしつつ、糖尿病が再び悪化しないよう検査数値を監視していくだけである。

振り返ってみるとLDLコレステロールと総コレステロールは、スーパー糖質制限食を継続していたためになかなか下がらず、結局2年半かかった。

パーフェクトを達成した瞬間、私はやれやれという安堵感と共に、自分がよくぞここまで辿りつくことが出来たなと思った。

それと共に、20キロのダイエット・キープと血糖値の良好コントロールで、糖尿病発病前より正直20歳は若返っていると実感した。60キロ台の体重といえば、若かりし大学時代と同じ数値である。つまりアルバイトをしていた頃と同じで、ベスト体重は63キロだった。今、また糖質制限を続けながら、約1年でその体重に無理なく持っていってこれをキープしようと思っている。

風呂場などで鏡に映った自分の顔は、それまで付いていたアゴや首のぜい肉がとれたおかげで、まさに大学時代の様な雰囲気を取り戻した。元々、ベビーフェイスであったが、そこから一気にメタボおやじになり、糖尿病発覚直前は初老の雰囲気まで漂っていた。そこから再び20歳若返ったのだ。

もちろん加齢による影響は出ている。だが肉体的には糖尿病発覚時、いやその10年前より遥かに若くなった。私は糖質制限食により、忘れかけていた「もう一人の自分」と久々に対面することが出来たのだ。

20キロ減の身体は、散歩で歩いていても飛ぶように軽い。いくら歩いても疲れなくなり、そのためウォーキング・シューズも新調した。ウエスト20センチ減で、オシャレでスリムなジーンズも履けるようになった。

痩せたばかりでなく、スーパー糖質制限効果で髪の毛一本一本が太く、固くなり、青年の時のように逆立ち、形がつけやすくなった。

糖尿病発覚直前は、髪の間に白髪も目立ちロマンスグレーのシニアになろうとしていたのが嘘のようである。一時、薄くなっていた頭頂部も見事にフサフサの黒髪でカバーできた。歯も歯垢が全くたまらなくなり、歯ぐきからの出血も止まった。

こうしてスーパー糖質制限食を2年半続けた結果、私は全く新しい世界を拓いてしまったのだ。

まさに、忘れていたもう一人の「自分」との再会の時であった。

見た目が輝く内面の健康

「糖質制限食」を実践し、それを継続していくと、身体のみならず、心の状態も変わることを実感させられる。

人間の身体は約60兆個の細胞から出来ている。これを形造るのは全て食物だ。身体の中でも小腸などは1～2日で新しい細胞に生まれ変わるし、代謝が最も遅い骨細胞も3ヵ月で3～5％入れ替わるといわれている。

糖質制限食というのは、糖質を制限するという意味から、一見、何かを食べないという消極的な言葉の様に聞こえる。だが、実際にこれを行なってみると全く正反対だ。糖質制限という基本方針の下、自分で食べるものをどんどん選び取っていくという、非常にポジティブな食事法である。しかも現代は日常至る所に糖質過多の食事や食品が氾濫している「糖質過多の時代」である。そこに何のポリシーもなく、ただ「受身」で食欲にまかせて食事していたのでは、やがて身体の中が、現代の食事の矛盾で埋め尽くされてしまうことだろう。

そこに運動不足などが加わると、やがて身体に変調をきたしてくる。食事は、身体の健康をむしばむばかりでなく「心の健康」をも老化させる。

既に述べたように、糖質の高い食べ物を摂ると血糖値が急激に上がる。これを下げるために膵臓から血糖値を下げるインスリン・ホルモンが分泌されて下がるが、この急激な血糖値の上下動が脳と身体を疲れさせ、老化を促進させるばかりでなく、うつ病状を引き起す原因のひとつになっている。

糖質制限食を行なうと、糖質を摂らないために、この血糖値のジェット・コースターが起らないために、心も安定する。すると心が安定するために、更に一層、糖質制限食に励むようになる。

こうして食事を変えることで、人生も変えていけるのだ。

ところが、かつての自分もそうだったが、この食事を変えるということが出来そうでなかなか出来ない。「腹八分目」とか「健康に留意した食事」といっても、食欲を減らすことは難しいし、健康によい食事といっても、栄養学でも学ばない限り、何から手をつけたらいいかよく分らないからだ。

多くの方々が失敗するのが「粗食」信仰である。脂質さえ摂らねば太らないという思い込みから、本来は摂るべきタンパク質や肉類をセーブして摂らずに、白いご飯や喉ごしのよい麺類で空腹を満たし、その上に塩辛いおかずを乗せて、一度にかきこむ。こうした誤った「糖質過多」の食事方法が健康に良い粗食だとカン違いしているのではあるまいか。

その結果、血糖値を急に乱高下させて太る。

もうひとつの「誤解」が、1日2食ないし3食の食事をダイエットするために少なくすることだ。そのために、食事と食事の間が空腹となり、コンビニなどで24時間手に入る「菓子パン」と称する、デザートとも主食ともつかないものを食べたり、スナック菓子はたまた油で揚げたフライドポテトなど糖質まみれともいえる食物を摂る。

あるいは、夜の食事の後、テレビなどを観ながらツマんだりする。この結果、毎回の食事で栄養分を摂らないばかりか、糖質過多の間食を摂ってしまうために、かえってメタボになってしまうのだ。

これを正しい「健康リテラシー」を身につけて正していけばいいのだが、これが出来そうでなかなか出来ない。

その気になればいつでも始められる。やる時はやる、明日から始めよう、などと思いながら、なかなか最初の一歩が踏み出せない人は大勢いる。その結果、何となく従来の食生活をダラダラと続け、メタボリック・シンドロームのワナにはまっていくのである。

糖質制限食は、このなかなか踏み出せない「最初の一歩」を巧みに後押ししてくれる極めて優れた食事療法だ。

糖質を制限する。一見、僅かな工夫のように思えても、いざこれに挑戦し、しかもそれを継続するとなると、それなりの努力も時間も必要だ。だが、すぐに嬉しい結果が続々と出てくるだけに、それに励まされ、更に前に進みたくなる。こうして、どちらかといえば、食欲にまかせて「受身一方」だった食生活が、「ポジティブ」に、自分の考えで選び、糖質制限という観点から、取捨選択し、実践できるようになる。

「食」は「心」も変えるから、食のあり方が変わると、生き方や心の持ち方も自然にポジティブになる。

また、糖質制限食は小さなことだが、それを毎日積み重ねていくうちに、ひとつの物事をやり続ける持久力と、何かの目標、例えば「心と身体の健康」を実現していくための実行力を養うことにもなる。

また、自分自身の食のあり方、生活のパターンについても、自分でよく考えるようになり、集中力も身につく。

こうして「糖質制限」というひとつのことをやり抜き、やり続けることで「心のエクササイズ」が行なわれ、内面から輝きが増す。すると、不思議なことにその明るさに導かれるようにして多くの人が集まってくるのだ。

「心の内面の輝き」は、見た目も変える。

糖質制限食を始めて以来、私は体重20キロ減をキープして、見違えるほどスリムになったが、最近更に、見違えるほど若返り、明るくなったとも言われている。

自分でもそうかもしれないと思う。何しろ会う人が私を見る表情が優しいのだ。これは糖質制限によって「健康」になり「幸せ」になったという内面の喜びが「輝き」となって、身体や表情から発散されているためだと思っている。

男にも、女からもモテモテ期の到来

自分のみならず、「おやじダイエット部」のメンバーを見ていても、それを実感する。先日も東京・西新宿の糖質制限中国料理の店「梅花」（メイファ）で、その例会を開いたが、糖質制限を厳しくやっている人は、皆、文字通り光り輝いている。これは決して大げさではない。皆さん、心の内面から光り輝いている感じだ。

そして、スリムでかつ若々しい。年齢的にはむろん中高年だが、皆、青年期の学生のような引き締まった若々しいいい顔をしている。女性で糖質制限を行なう人も増えてきた。女性の場合糖質制限を続けると、身体全体が引き締まり、その女性が本来持つ賢さや優雅な表情が現れてくるように思う。

糖質過多の食事により、心も身体も血糖の急上昇で疲れていないから、皆、精神的に安定し、集中力も高く「健康ＩＱ」も高い。

私はこれから、人々は「健康上流」と「健康下流」に二分されて生きていくと思う。

ひと頃流行した、経済での上流下流は、リーマン・ショック後、日本国全体が下流に沈むことで、その優劣はつけられなくなった。そもそも経済の優劣で人を区別すること自体、私は嫌いなのだが、健康に関しては人と差をつけ、常に健康上流を保って生きていかないと大変なことになる。何故なら、健康下流はやがて、病気や障害を併発し、日常生活を行なうクオリティが保てなくなる。

そうなると入院の長期化や介護、家族の世話といった他人の補助が必要となり、経済的にも困窮してくる。安定した地位と経済的収入を得ている人なら、そうした世話を受けられる余裕があるが、私のようなフリーの作家生活では、それも望めない。従って、経済的には上流でなくとも、すくなくとも健康だけは上流にいる必要がある。一番望ましいのが、「経済上流、健康上流」である。

次いで「経済下流・健康上流」。「経済上流健康下流」という「働き蜂」も日本人には多いが、これは決して「幸福」とはいえず、周囲も不幸にする。「経済下流」でもせめて

「健康上流」を保ち、生きている限り、明るく幸福に過したいものである。

糖質制限食は、「健康下流」に悩む多くの人々を救い、上流へと再び押し上げてくれる不思議な力を持つ。

それを実践することで、何より「健康ＩＱ」を高めてくれるし、短期間でも脅威的なダイエット効果があり、見た目から変身できる。

しかも、一番素晴しいのは「その気になればいつでも始められる」、「やる時はやる」といって、なかなかやれなかった人々に、最初の一歩を上手く踏み出させてくれる点だ。

何しろ「糖質を制限する」、このたったひとつのことを実践すればいいのだから、明日と言わず、今日からでも出来るのである。しかも1週間から10日、遅い人でも2週間続ければ効果が現われ、私の様に3週間続けると「大変身」できる。

私もそうして「外見」が変わった。そして更に2年半続けたことで「心」と「身体」、そして「人生の輝き」を健康と共に取り戻すことが出来た。

「糖質制限する」ということ自体は、実は、簡単なことである。だが、長期間続けるとなるとそれなりに工夫しないと難しい。しかし、この工夫がまた面白く、続ければ続ける程、面白くなってくる食事療法なのである。

「糖質制限」から得た「健康回復」と「スリムな自分への変身」という「幸福」は、実は伝染すると私は思っている。最近の研究では、「幸せ」は最初の人から数えて、最大三人目まで伝染すると言われている。

「糖質制限」によって幸福を得た人は、その友人とその友人にまで伝染していく。こうして幸福な人の周囲には幸福な人が増えていく。「おやじダイエット部」は、実はこうした「幸福の伝染力」が生み出したものかもしれないと思っている。

糖質制限で20キロ痩せた私を見て、糖質制限を始めた有名ホテル元総支配人は38キロ痩せた結果、見違える程スリムになり、もう一度現場復帰に挑戦。見事大手ホテルの総支配人に返り咲いた。そして私とこのホテルマンの「痩せ合戦」を見ていた、ホテル運営会社の部下の課長氏は、なんと40キロ減となり、まさに別人の様にスマートになった。

更にこの課長氏がフェイスブックを始めると、その「見た目」の変身に驚いた親戚の男性が糖質制限を始め、小学校の同級生夫妻も糖質制限を始めた。こうして課長氏も自分の作ったメニューをフェイスブックに載せたりしてコーチ役として活躍するようになった。

確かに一人の幸福は最大三人の友人にまで伝染する。

私も糖質制限を始めてから、おかげさまでいろいろな人から声がかかる。その出逢いによって「私も今日から始めてみます」という人も出てくるのが嬉しい。これは男性、女性に限らずである。まさに「モテ期」の到来である。不思議なことに、糖質制限食は人を呼ぶのだ。

そう言いつつ、結局何も始めない人もいる。

だが、それはそれで仕方が無い。糖質制限によって「健康への最初の一歩」を踏み出すことに気付かなかったか、健康に変身できることに対して、尻込みしているかどちらかだからである。

中には「白いご飯を食べることが死ぬ程好きで」という理由や「ご飯を食べない生活なんて考えられない」というこだわりで、糖質制限食に興味を持たない人もいる。それは、それで無理は言わないのだが、彼（彼女）らこそ上手く健康に踏み出せる機会を失った「残念な人」なのだ。

しかし、その「残念な人」も何時か、健康上の危機感を感じて戻ってくる。ならばそこから、その人の「糖質制限食ライフ」を始めてもらいたいと思う。

糖質制限食は、このように人と人との絆を深め、健康の「幸せ」を広げる不思議な引力を有しているのである。

セルフ・マネジメントとごきげんの日々

「おやじダイエット部」や、糖質制限食を続けている人達と一緒にいると非常に元気になる。「もっと一緒にいたい」と思うし、会の中締めが終っても皆、なかなか席を立たないのが特徴だ。

その理由は、参加者の糖質制限食の体験談を聞いて刺激され、更に高め合えるからである。「おやじダイエット部」の主要メンバーは、平均26キロの体重減を記録し、しかもそれを維持しているが、私の経験では糖質制限人の中でも20キロ以上の減量者は「かなり仕事もデキる奴」だと思っている。

日々の正確でたゆまない糖質制限とそれを楽しく長続きさせる工夫をしていないと、なかなかこのレベルには到達しないからだ。そして、そういう人程、間違いなくビジネスも出来る。

「糖質制限」は、日々の克己と糖質とは何か、そんな食事に多く含まれているかという絶えまない探究心、そして無理せず、焦らず、自分の生活に合ったペースでこれを為し遂げる「セルフ・マネジメント」が必要だからだ。これが出来る男（女）なら、必ず仕事も出来るはずである。

まさに「糖質制限食」とは、「食のマネージメント」であり、これを実践することで誰もが「自分の健康のプレジデント」、すなわち自身の経営者になれる。

アメリカでは以前から、太っていると自分の健康も管理できない奴だと思われて、経営者失格の烙印を押されると言われている。私も自分で痩せてみて初めて気付いたのだが、スリムで締まった身体つきになり、それを維持していくということは、確かに「経営」に通じることがある。以前、糖尿病になった時、友人の医師から「アナタの健康は一度破産したんですよ」と言われたことを思い出す。

その時は愕然としたが、企業経営というものは日本航空の例などを見ても分るように、無理に存続させるより、一度倒産した方が早く再生することも少なくない。

健康のマネジメントも、まさにこれと同じことが言えるのである。そして自分の健康が倒産したという思いが、再生へのモチベーションとなる。私はまさにその時、「糖質制限食」という切り札と出会ったのだ。

糖質制限食は、全く間違っていた私の健康常識を覆えし、健康ＩＱを飛躍的に高めてくれたまさに「健康イノベーションの道具」だった。私はこの「糖質制限食」という健康イノベーションの道具と出会い、2年半これを自分のものとして使いこなしているうちに、まさに自分だけのオリジナルなプログラムも開発でき、それを使いこなす愉しみを見い出すことも出来たのである。

糖質制限食は、まさに「食べて幸せ」になる魔法の食習慣だ。何よりも良い食習慣はそれを行なう人間の幸福度を上げ、その人の人生を成熟させてくれる。

私は現在、59歳。人生の中後半にこんな「宝物」に出会い、いち早くそれを使いこなせたことに限りない「幸福」を感じる。

糖質を摂らない。ただ、これだけのことで自分の身体から不要な脂肪が落ち、より健康になり、「健康仲間」との絆が深まるとは、実に有り難いことだ。

糖質を制限すれば、「食べるだけで幸せ」になれる。こんな素晴らしいことはない。食べることは人間の三大本能のひとつであり、食を楽しんでしかも健康になれれば、これ以上の幸福はないだろう。

以前の私は、食の幸福は、味や豪華さにあると思っていた。そうではない。健康になって味覚も大きく変化した。実は健康に良いものが本当は最も美味しい。それを身体の負担にならぬようにして摂り、栄養の真のバランスを維持する。これが本当の糖質制限食なのだ。

第9章

糖質制限食についての考え方

自らが「実験台」になる覚悟

糖質制限食の是非については、現在も尚、医療専門家の間でも議論が分かれている。

この食事療法についての安全性の議論は、現実に約2年半、江部康二医師が提唱している「スーパー糖質制限食」を実践継続中の私としても、是非様々な角度から行なって欲しいと思っている。その安全性や効果について専門的な研究を進めてもらいたい。

というのも、現実には糖質制限食の研究自体、実はまだ始まったばかりと言ってよく、江部康二医師を始めとするこの分野のパイオニア以外、殆んど手がつけられていないのが現実だからである。

自らも糖尿病患者である江部康二医師は、11年前からこの糖質制限食を実践し、自らの糖尿病を自身で治療していった大変貴重な、しかも勇気ある行動だった。その結果、この「糖質制限食」という食事療法が世に紹介されてきた。

これを専門家の立場から、一般の人々にも分りやすくその実践方法を書いた「主食を抜けば糖尿病は良くなる！」という一冊の本との出逢いによって、私のメタボシンドロームと糖尿病が劇的に良化した。このことは、私の検査数値を見ても明らかである。

そして、糖質制限食を始めた2年半前から一直線に良化する方向に向かっている。

このことだけを見ても、糖尿病患者である私にとっては素晴らしいことだと思っている。

ところがこの「糖質制限食」という食事療法について、日本糖尿病学会はそれを認めておらず、過度の糖質制限についての危険をうながす見解まで発表している。

従来の「カロリー制限食」だけを金科玉条の治療方法としてきた、日本の糖尿病治療の問題点については、前著の「糖尿病治療の深い闇」(東洋経済新報社)に書いた。興味のある方はこちらを参考にしていただきたい。

糖質制限食に対して、その危険性を指摘されている専門医の方々の論点は、素人である私が整理する限り次の三つの疑問に絞られる。

これに対して、それぞれ私の患者としての考え方をまとめておきたい。

① 糖質を極端に制限することの是非

糖質制限食を実際に試したことがない、あるいはその実態をよくご存じない方々が、〝糖質制限は危険なのでは?〟とよくおっしゃる。だが、現実に家庭や外食などで摂る糖質制限食は、糖質が少ないといっても葉物野菜やふすまパンなどから糖質をかなり摂取している。従って糖質ゼロという極端な仮定の上でその危険性を論じても本来あまり意味がない。それよりむしろ、現代生活の糖質の摂り過ぎの危険性についての研究を進めるべきだろう。

「糖質制限食」について批判される方はこの言葉の意味をもう一度よく読んで欲しい。決して「糖質ゼロ食」とは言っていないのだ。むしろ摂り過ぎの糖質についての危険性を防ぐのが狙いなのである。従って「糖質災害防止食」といった意味合いが強い。

② 短期のダイエット効果は認めるものの、それを長期的に行なうことの危険性

これも、前提をよく読んでもらいたい。短期のダイエット効果については確実にあると専門家の間でも認めている。だからダイエット効果を望む人は、それこそ極端な糖質制限食をしないように注意して、無駄な体脂肪を落して欲しい。

そこで気になるのが、長期的継続の危険性だが、これは正直なところ、まだ何も分らない。僅かにその危険性を指摘する側から2年間を超えると動脈硬化が逆に進むという海外の論文を引用した指摘が出ているが、その研究自身にも最初の調査以後、追跡調査をしていないなど、様々な不備が指摘されている。

では、糖質制限食を継続しなければ動脈硬化が止まるのだろうか。決してそうではな

い。むしろ糖尿病が悪化していくだけである。またメタボリック・シンドロームなどからの脱出も既存の運動療法などでは行なう側の負担が大きすぎて無理である。

従って従来の「カロリー制限」と「運動療法」では治らない、あるいは治せない患者がいるから、彼らを糖質制限食で救うことの意味がある。メタボの私もその一人だった。

一方、糖質制限食を長期に行なうことのエビデンスがないという指摘もよく行なわれている。これについては当の「カロリー制限食」にも実は、長期継続のエビデンスはない。それが心配なら医師の管理の下、専門家がキチンと調べて研究論文を書くべきである。

③　等質制限食の結果、高カロリー、高タンパク質の食事になることの危険性。大腸ガンへの影響。

糖質制限食は、主食となる米、麺類、パン類を制限し、肉、魚などの高カロリー、高タンパク質を沢山摂取するため、腎臓などに負担がかかるという。これについても提唱者の江部康二医師は、腎症などに罹っている場合は、最初から糖質制限食の対象よりはずしている。

また、肉や魚などを大量に食べるというが、現実の糖質制限食では、それほど多くの肉や魚を毎日、食べ続けられることも出来ない。おまけに食費もかかる。従って、多くの糖質制限者は豆腐などの植物性タンパク質を摂るなどの工夫をしている。こうした実態をもっとよく観てほしい。

問題は腸である。食べ物によって脂肪の摂取量が多くなると、私たちの腸内の中に住んでいる腸内細菌の種類が変る。すると脂肪がより吸収されやすくなる。この結果、免疫能が変化し、活性化して内臓脂肪での炎症が起こりやすくなる。

更に脂肪の消化吸収には、肝臓から十二指腸に分泌される胆汁酸が必要になるが、脂肪の摂取量が多いと小腸で再吸収されるだけでは回収しきれず、大腸にまで流れていく。

この結果、腸内細菌が胆汁酸を分解して、二次胆汁酸を作るが、これがガン発生の促進因子になったり、インスリン抵抗性の原因となるという研究結果も出ている。

しかし、その一方で、脂肪分や動物性タンパク質の摂取は、血管を丈夫にし、免疫力を維持する働きもあり、日本人の場合、その欠乏が問題にもなっている。

結局は、やたらと食べ過ぎないこと。そしてバランスが大切なこと。同時に野菜などで食物繊維を摂り、余分な脂肪分をからめとって便として出す習慣をつけることである。そのために私も、糖質制限と並行して、ふすまパンの利用やたっぷりの野菜の摂取、コンニャク、モズクなど食物繊維の豊富な食材の利用、発酵食品であるヨーグルト、納豆などで腸内環境を整える工夫をしている。

つまり、糖質制限食でマイナス面と指摘される部分にも、二重三重の食のセーフティネットを張り巡らせているわけだ。その上でこれが長期間継続すると、果たしてどうなるかは、江部医師同様、まさに自らが「実験台」となる覚悟でこれを行なっているとしか言いようがない。糖質制限がもたらす危険性については、更に研究してもらいたいが、同時にその恩恵についても認めるべきだろう。

「糖質」を制限して分った自分の生活習慣

糖質制限食を継続して糖尿病と生活習慣病を克服するまで約二年半かかった。その間、自分は何故、この病に罹ったのかを考えた。

その対策なしには、治ってもまた再発しかねないからだ。糖尿病に関連した医学の様々な最先端研究を専門書や研究者に聞いて調べるうち、次の習慣が原因ではないかと分ってきた。

①「座りっぱなし」の執筆

これは作家にとって職業病ともいえるものかもしれないが、座り時間が長い程、肥満や糖尿病、動脈硬化や心疾患のリスク増に継がることが、オーストラリアの研究で分かってきた。その結果、1日の座り時間が長いと内臓脂肪型の肥満となり、善玉のHDLコレステロール値が高く、動脈硬化も進んでいることが分かった。同時に心筋梗塞や脳梗塞のリスクも上昇していた。

つまり、例え1分でも立っている時間を増やすことが必要だと分かった。

ならば、机を高くして立って書き続けるのもいい方法だが、それも無理なので、以前のように締め切り前は、1日中座り続けるような生活は辞め、1時間に1～2回は立ち上がり、床でジャンプして全身の血行を促進する他、家の料理や後片付けを進んで手伝い、少しでも頻繁に身体を動かすようにした。また、昼食後に1時間程度のウォーキングをして、出来る限り歩くように改善した。締め切りがなければ、午前中から少し長く歩き、ついでに往復1時間ほどで歩いていけるスーパーで豊富な食材を買って帰ることにしている。

これでもやらないよりはいいことだ。座りっぱなしの執筆というのは、作家にとっていいことであると思っていたが、実は健康的には1秒でも良くないことだったのだ。次は友人のアンチエイジング医師の勧めに従い、自宅でランニングマシーンを買い、1日必ず決まった量を運動するようにしようと計画を練っている。

②深夜の執筆生活

睡眠不足や不規則な生活が続くと、例え短期間でも肥満や糖尿病のリスクが高まることが最新の研究成果で分かっている。

また、私のように既に糖尿病にか罹った人も、睡眠の質を保たないと、朝食前の血糖値度が高くなり、インスリン値も高く、インスリン抵抗性も高かった。

私の場合、取材などで身体を動かしている日は、打ち合せなどで夜遅くまで飲食の機会が多かった。これも編集者とのつき合いのひとつで、営業の機会であると思っていた。その生活が締め切り前になると更に崩れ、夜中に書いて朝眠るという生活にあった。

これ自体は止むを得ないのだが、こうした不規則な生活を続けると、体内の生体調節との間に葛藤（コンフリクト）が起きてくる。

あるいは摩擦と言い換えてもいいかもしれない。最新の医学研究情報を調べているうちに、私はこの「サーカディアンリズム」というのが非常に大切だと気付いた。すなわち生活の基本的なリズムを乱さないということである。

糖質制限食を続けながら、自分の身体のことをよく考えてみると体内というのは光のない真っ暗闇の状態だ。そこに朝の到来を知らせるのは、まず目から入った光である。続いて、胃に何か入ってくると前日の夜から長い空腹期間が開けて、朝食になったと分かる。

朝の光を目から受けて動き出すのは、脳の働きだが、人間の体内の働きを司るのが消化吸収を受け持つ腸の働きである。この腸は、〝第二の脳〟と呼ばれるぐらい重要な働きをし、食べ物の刺激に応じて免疫系、神経系、内分泌系のホルモンを動かし「食べる」というストレスに対抗して体内を一定に保とうとする。このリズムを出来るだけ乱さぬよう、毎日の生活習慣を組み立てていくことが大切である。

糖尿病関連で最近注目されているのは、食べ物が胃や腸を通過する時、腸の上皮にある内分泌細胞にその刺激が伝わって出るインクレチンという消化管ホルモンだ。消化管の中に食べ物が入るとこのインクレチンが分泌され、血糖値を下げたり、脳に働きかけて食欲を抑えるのである。私のような糖尿人は、このインクレチンのうち小腸下部から出ているGLP－1というホルモンの分泌障害が起きていることが考えられる。

あるいは、糖質を多く含んだ米、麺類、パン類の食べ過ぎと締め切りによる運動不足などから内臓脂肪の蓄積が進み、その結果、膵臓からいくらインスリンを分泌しても、血液中の高血糖が下がらなくなった、いわゆる「インスリン抵抗性」が高まったことが考えられる。血糖値を下げなければ、血液中の高血糖状態が続くため、血管内皮を傷付ける。この結果、先に挙げたインクレチンの分泌障害などの神経障害、足のつり、足先のしびれなどが進んできたと考えられる。

このように、肥満とその結果起る糖尿病は、人によって起す原因が様々だ。同じ生活を続けていても、両親が糖尿病であったりすると、その遺伝を受けてI型糖尿病になる場合もあるし、私の様に作家という職業に伴なう生活習慣が引き起すII型糖尿病もある。

それを治すには、糖尿病になった原因をまず突き止めなければならない。

私の場合、上記の①②に加えて夜に糖質の高い食事を摂り、更に徹夜中に夜食として再び麺、パン類を食べるという「一日中糖質生活」と締め切り前に徹夜したりしていた「サーカディアンリズム」の乱れが肥満や糖尿病の原因と自分で理解している。

江部康二医師の提唱する「糖質制限食」はこの原因の一つである「糖質過多」な生活を短期間で改めてくれた。更に、糖質の高い食事を摂らないことで、糖尿病の進行が抑えられ、体脂肪が燃えて、肥満からも短期間で脱出できた。まさに、私にピッタリ合った食事療法だったのである。その意味で、私と江部医師の著作との出会いは、まさに幸運であり「神様がくれたサイン」であった。

糖質制限で「自分」が分かり、他人の心が読めるようになる

この「神様が与えてくれたサイン」に気付いて、糖質制限ダイエットや糖尿病治療を行なったのが「おやじダイエット部」の主要メンバーだ。今では、その周囲に続々と新たなメンバーが集まって来ているのが非常に嬉しい現象である。

「糖質制限食」を始めた結果、私はそれまで見えてこなかった「自分」が見えてきた部分がある。それは「真面目さ」である。真面目に物事をこなしていれば、何事も成就できると思っていた。難しい取材交渉、徹夜での執筆、同時並行の原稿の締め切りと新たな仕事の打ち合わせ――それらを同時に出来ることが素晴らしいと思っていたのだが、その結果、自分の体内はヘトヘトになり、内臓器官は過食に継ぐ過食で疲れ切っていたわけである。

自分としては通常の食生活をしていたつもりでも、運動不足で座りっ放しになる物書き生活では、まだカロリー過多であった。そして脂物を避け、出来る限りシンプルな食生活を続けてきたつもりでも、実は糖質を摂り過ぎて、食事のバランスを崩してしまっていた。

その結果、太った。太ることで、自分の生活管理のおろそかさに気付かされる。だが、仕事を休むわけにはいかない。どうせ俺なんかとふてくされて、また以前の生活を繰り返す。そんな状態だったのである。

それを「糖質制限食」は、糖質を制限するというただ一点の改善だけで、体全体を一定に調整させるホメオスタシス（恒常性）の働きにより、健康な状態に急転回させてくれた。

健康な状態になると、自分の過去の生活のおかしさがよく分かるし、身体の小さな異常にも敏感に反応するようになる。

これを交感神経と副交感神経の働きで説明することもできる。

交感神経は「緊張と闘争のシステム」と言われ、日中の活動時に優位に働く。その結果、瞳孔が開き、心拍が増し、血管が収縮して血圧が上がる。一方の副交感神経は、夜になると疲れを癒すために優位に働き、瞳孔が収縮して、心拍も落ち着き、血管もゆるむことで血圧も下がる。この両方のシステムを兼ね備えることで人類は生き延びてきたのである。

私の場合、この交感神経と副交感神経の切り替えがどうも上手く行かなかった。交感神経を張りつめるときはバンバンに張りつめ、それが終ると副交感神経が優位になり過ぎてグッタリしていた。すなわち二つのシステムの「交換神経」がうまく作動していなかったのだ。それを司る体内環境を整える腸もかなり疲労し、冷静な判断が下せなくなっていたのだと思う。

江部康二医師の提唱する「糖質制限食」はこの複雑に絡み合い、ゴチャゴチャの配線のようになった私の作家人生を見事に一本化させ、健康に導いてくれた。この結果、私は人に素直に感謝できるようになり、「反射神経」ならぬ「感謝神経」が鍛えられ、どんなことにも素直に「有り難う」と言えるようになった。交感神経と副交感神経の転換も、実はこの感謝神経の基本が重要になってくる。

それは一言で言えば、他人の痛みが分るということである。健康を自負していた自分が糖尿病とその合併症で苦しんだ結果、自分の生活習慣や行き過ぎた頑張り過ぎが原因と分かった。そしてそれを糖質制限ダイエットの成功をモチベーションに2年半続けていくうちに、自分の生活の歪みを自覚し、それを少しずつ是正していった。

今でも、締め切りが続くと、つい以前の生活に逆戻りし、仕事を終えるまで寝ないで頑張ろうとする自分に気付く。その度に、自分の生活のリズムを恒常的に保つよう努力することが大事だと考え、早く寝て、体脂肪を燃やすゴールデンタイムの夜11時から深夜2時の間は寝て、安眠、生体リズムの調節、ストレスの緩和、免疫力の向上、有毒活性酸素

（フリーラジカル）の抑制、老化の防止などの働きがあるメラトニンをたっぷり分泌させるようにした。そのためには、夜、電気を消して真っ暗な状態にして寝る。そして早朝、再び起きて前日残った仕事や新たな執筆を片付けるようにした。

糖質制限食は、この点でも効果を発揮する。夜、寝る3時間前には夕食を摂り、糖質を制限するため、夜中に体脂肪が燃焼し、朝一番からエネルギー全開でスタート出来るのだ。

糖質制限食、それもスーパー糖質制限を基本とし、そこに早朝健康法やカロリス効果、ウォーキングによる運動などをハイブリッドで加味していき、自分の身体に最もよく合い、しかも健康でいきいきとしたごきげんな生活が楽しめるクリエイティブな自分だけの「糖質制限生活」をこれからも工夫し続けたいと考えている。そして何より実践と、その後の専門医による検査での結果測定だ。

これを繰り返して、より高度な糖質制限生活を送っていきたい。

その第一歩となるのが、糖質制限を始める最初の3週間だ。この間を如何に乗り切り、「糖質まみれ」の生活から抜け出すか。その結果、得られる糖質制限ダイエットの喜びが、約半年間はかかる糖尿病の血糖値コントロール、そして私の場合、2年半かかったメタボリック・シンドロームからの脱出に継がった。その先に、生活習慣の改善を更に続けていく。この時の基礎となるのも、やはり糖毒を防ぐ「糖質制限食」となる新しい「生活習慣」の継続と進化なのである。

先に、「真面目さ」故に、つい仕事優先で生活が不規則になったと書いたが、その「真面目さ」がむしろ「糖質制限食」を行なうには有利に働く。

つまり、仕事の代りに「糖質制限食」を真面目に行い、残った時間で仕事をテキパキとさばく。その結果、生産性も効率も上げなければならないようになる。つまり「糖質制限食」は、知的で仕事好きを自認し、その結果、生活習慣を犠牲にしがちな知的おやじ（性別は問わない）に、まさにピッタリな「知的ダイエット」なのだ。

おわりに

「おやじダイエット部員」たちのその後

「噛む噛むダイエット」で40キロ減達成したホテル運営会社課長

「おやじダイエット部」の主要メンバーは、その後も私同様、自分なりのやり方で糖質制限食を続け、更に新たな試みをそこに加えている。

例えば、糖質制限食を1年継続した結果、見事38キロ痩せたホテル運営会社課長に先日、久し振りに会った時、「1年経って、もう糖質制限食を続けているという特別な意識はなくなった。逆に今の生活が当たり前だと思えるぐらいですよ」と彼は言う。

その後、38キロ減からなかなか体重が減らず一進一退の攻防を繰り返していたが、ふと気付いたのが自分の「過食傾向」だった。

「糖質制限食を始めた当時は、太っている頃と同じに、糖質さえ抜けば満腹に食べてもいいと思って、肉や野菜をバリバリ食べていた。その結果、確かに痩せることが出来たのですが、いざ痩せてみると、いつまでもお腹いっぱいに食べていることが無駄に思えてきた。目標は40キロ減でしたが、あと2キロ減は糖質制限だけでは無理だろうと「噛む噛むダイエット」という新しい食事法を加えてみることにしたのです」

噛む噛むダイエットは、既に触れたように食べ物を一口口に入れると、箸を置き、30回噛んでゆっくりと食べる方法だ。これにより、唾液が口の中に出て、同時に満腹中枢が刺激され、以前より少量の食事で満腹感を覚えるようになる。

体重減と共に以前から好きだったランニングも始め、ハーフマラソンにも出場したが、仕事の忙しさもあり、どうも長続きせず、運動ではこれ以上痩せられないと気付いた。それで「これならすぐ始められそうなので」と語る「噛む噛むダイエット」で食欲を抑えつつ、満腹感を味わうことを思いついたという。先日会った時は、その結果が既に出ており、遂に念願の40キロ減を達成したという。

私も早速試してみたが、確かにすぐ満腹になった。同じ食べ物を食べてもゆっくり食べることで血糖値の急上昇が抑制される。糖質制限と併用して行なうには、誠に合理的で健康によいダイエット方法である。糖質制限食に加えて、彼も新たな工夫を積み重ねていることに感心させられた。運動にも積極的で近くフルマラソンにも挑戦するという。

一方で、おやじダイエット部のメンバーで一番心配していたのが、レディスクリニック医師だった。彼とは2年半前、最初に糖質制限仲間の集まりで会った「戦友」なのだが、メンバーの中で最もゆるい糖質制限ダイエットを行ない、会食がある時は「天与の機会」と糖質の高い主食を食べていたからである。それでも次の二食は糖質を制限するという独自の「ゆるやか糖質制限ダイエット」を継続し、2年間で89キロから72キロでと最大17キロの減量に成功していた。

しかし、この医師に久し振りに会うと「実は糖質制限を一時休んでいましてね」と問わず語りに語り始めた。理由は、本業の医師の仕事が忙しくなり、それまで勤めていたレディス・クリニックから独立して自分のクリニックを経営する準備に忙殺。気がつくと「深夜に一人でラーメン店でラーメンをすする毎日に戻っていた」と言う。

体重の方も72キロから75キロになり、80キロになった時はまずいと思ったが一度ゆるめた制限は止まらず、アッという間に90キロにリバウンドしていた。

だが、そう語る医師の体型はところがどう見ても、糖質制限時と変わらない。不思議に思って尋ねると、3ヵ月前のアメリカ出張を機に再び糖質制限食を始め、再び89キロから77キロに逆戻りさせることに成功したというのである。日本ではつい食べてしまうラーメンも、アメリカでは簡単に食べられず、山盛りのサラダとステーキという生活を毎日送った結果、再び「糖質制限食」のリズムを取り戻したのだ。

早川の場合、私のような糖尿病患者ではないので、こうした「中休み」も可能だろう。

そして一度中断した後、再び継続するというのも、彼に一番合った「糖質制限法」かもしれないと思った。このように、同じ糖質制限でも、男の場合その実践法はまさに千差万別。「自分の流儀」を徹底的に貫く方がいい。まさに自分自身が「一国一城」の健康の主であるからである。

「おやじダイエット部会」を新橋で定期開催し始めた中国料理店主

「おやじダイエット部」は、現在月に一回東京・新橋にある日本最初の糖質制限中国料理の店「梅花」（メイファ）で、三、四十人の会員やマスコミ関係者を呼んで定期的に集まっている。梅花のオーナー経営者梅橋嘉博社長自ら糖尿病に悩まされた経験を持つ。病院で薬をもらい、板橋の自宅から経営していた新宿の薬膳中国料理の店に自転車通勤する運動を取り入れたが、血糖値が一向に改善しない。

ところが店に来た顧客から糖質制限食のことを聞かされ、半信半疑でやってみると82キロあった体重が20日余りで74・5キロに下がった。改めて糖質制限食の効果を実感させられたが、続けていくうち食べるものが限られてくることに気付いた。そこで1年前、一念発起して日本初の「糖質制限中国料理」の店を「おやじの聖地」である、東京・西新宿にオープンしたのである。

ファーストフード店や居酒屋が立ち並ぶ繁華街の奥の奥、ビルの地階にあるこの店を訪れること自体、糖質が現代の日本に如何に溢れているかを実感させる、まさに「食の砂漠」(フード・デザート)であり、その中にあって梅花は唯一のオアシスとも言える存在だ。

糖質制限食メニューのうち、特に人気があるのがランチタイムで、主要六品から二品が選べ、小椀の豆腐麺と杏仁豆腐セットを合せたセットで一九八〇円と手頃で、ビジネスマンにとって最も難しい昼食の糖質制限をこの店でしのぐおやじたちも少なくない。

「この店がなかったら、私の糖質制限は出来ませんでした」と語るビジネスマンもいる。

夏には、小麦粉の代りに豆腐麺で作った冷やし中華を開発するなど、常に新メニューの開発に余念がない。

「おやじたちが集まり、皆で飲み食いしながらダイエットの自慢話をする、糖質制限食が分らない人にとっては、何とも不思議な光景だと思いますよ」と梅橋社長は語る。

しかし、糖質制限人にとっては、それこそが愉しみなのだ。まだ他の人が見つけていない「宝石」のような健康を与えてくれた。このことを「人生の宝」として喜んでいるのである。そしてこの食事療法の価値を知る「知的」な人々たちが今宵も集まって、お互いの健康話に花を咲かせている。

この本を読んだアナタも一刻も早くその「健康仲間」に加わって欲しいものである。

【100g食品中に含まれる糖質量リスト】

〈高雄病院提供〉

食品名	常用量(g)	カロリー(kcal)	糖質量(g)	100g当り糖質量	目安	
玄米	170	595	120.4	70.8	炊飯器用カップ1	
精白米	170	605	130.2	76.6	炊飯器用カップ1	
胚芽精米	170	602	125.8	74.0	炊飯器用カップ1	
玄米ごはん	150	248	51.3	34.2	1膳	
精白米ごはん	150	252	55.2	36.8	1膳	
胚芽米ごはん	150	251	53.4	35.6	1膳	
全粥（精白米）	220	156	34.3	15.6	1膳	
五分粥（精白米）	220	79	17.2	7.8	1膳	
重湯（精白米）	200	42	9.4	4.7	1膳	
玄米全粥	220	154	32.1	14.6	1膳	
もち	50	118	24.8	49.5	切り餅1個	
赤飯	120	227	48.8	40.7	茶碗1杯	
きりたんぽ	90	189	41.2	45.8	1本	
ビーフン	70	264	55.3	79.0	1人分	
食パン	60	158	26.6	44.4	6枚切1枚	1斤＝約360g～400g
フランスパン	30	84	16.4	54.8	1切れ	1本＝250g
ライ麦パン	30	79	14.1	47.1	厚さ1cm 1枚	ライ麦50%
ぶどうパン	60	161	29.3	48.9	1個	
ロールパン	30	95	14.0	46.6	1個	バターロール
クロワッサン	30	134	12.6	42.1	1個	
イングリッシュマフィン	60	137	23.8	39.6	1個	
ナン	80	210	36.5	45.6	1個	
うどん（ゆで）	250	263	52.0	20.8	1玉	
そうめん	50	178	35.1	70.2	1束	
中華めん（生）	130	365	69.7	53.6	1玉	ゆでて230g
中華めん（蒸し）	170	337	62.1	36.5	1玉	
そば（ゆで）	170	224	40.8	24.0	1玉	小麦粉65%
マカロニ（乾）	10	38	7.0	69.5	サラダ1食分	
スパゲティ（乾）	80	302	55.6	69.5	1人分	
ぎょうざの皮	6	17	3.3	54.8	1枚	
しゅうまいの皮	3	9	1.7	56.7	1枚	
コーンフレーク	25	95	20.3	81.2	1人分	
そば粉	50	181	32.7	65.3		1C＝120g
小麦粉（薄力粉）	9	33	6.6	73.4	大匙1	小1＝3g・1C＝110g
生麩	7	11	1.8	25.7	手まり麩1個	
麩	5	19	2.7	53.2	小町麩12個	
パン粉(乾)	3	11	1.8	59.4	フライ用衣	小1＝1・大1＝3・1C＝40g
上新粉	3	11	2.3	77.9	小1	大1＝9・1C＝130g
白玉粉	9	33	7.2	79.5	大匙1	1C＝120g
道明寺粉	12	45	9.6	79.7	大匙1	1C＝160g
きくいも	50	18	6.6	13.1		
こんにゃく	50	3	0.1	0.1	おでん1食分	1丁約250g
さつまいも	60	79	17.5	29.2	1/3～1/4個	廃棄10%　1個＝約250g
里芋	50	29	5.4	10.8	中1個約60g	廃棄15%
じゃが芋	60	46	9.8	16.3	1/2個	廃棄10%　1個＝約130g～150g

食品名	常用量(g)	カロリー(kcal)	糖質量(g)	100g当り糖質量	目安	
フライドポテト	50	119	14.7	29.3		
長芋	50	33	6.5	12.9	1/9個	廃棄10%　1本＝500g
やまといも	50	62	12.3	24.6		廃棄10%
じねんじょ	50	61	12.4	24.7		廃棄20%
くず粉	20	69	17.1	85.6		1C＝120g
片栗粉（じゃが芋でん粉）	3	10	2.4	81.6	小1＝3g	大1＝9g・1C＝130g
コーンスターチ	2	7	1.7	86.3	小1＝2g	大1＝6g・1C＝100g
くずきり（乾）	15	53	13.0	86.8	鍋1食分	
緑豆春雨	10	35	8.1	80.9	和え物1食分	
春雨	10	34	8.3	83.1	和え物1食分	
小豆（乾）	10	34	4.1	40.9		1C＝160g
いんげんまめ（乾）	10	33	3.9	38.5		1C＝160g
えんどう（ゆで）	30	44	5.3	17.5		1C＝130g
そらまめ（乾）	20	70	9.3	46.6		
大豆（乾）	10	42	1.1	11.1	38個	1C＝150g　黒豆を含む
大豆（ゆで）	50	90	1.4	2.7		
きな粉（脱皮大豆）	5	22	0.8	16.1	大1＝5g	小1＝2g
木綿豆腐	135	97	1.6	1.2	1/2丁	1丁＝270g
絹ごし豆腐	135	76	2.3	1.7	1/2丁	1丁＝270g
焼豆腐	50	44	0.3	0.5	1/3～1/5丁	1丁＝150～250g
生揚げ（厚揚げ）	135	203	0.3	0.2	大1個	
油揚げ	30	116	0.4	1.4	1枚	
がんもどき	95	217	0.2	0.2	1個	
高野豆腐	20	106	0.8	3.9	1個	
糸引き納豆	50	100	2.7	5.4	1パック	
挽きわり納豆	50	97	2.3	4.6	1パック	
おから	40	44	0.9	2.3	卯の花1人分	
無調整豆乳	210	97	6.1	2.9	1本	1C＝210g
生湯葉	30	69	1.0	3.3		
干し湯葉	5	26	0.3	5.6	汁物1人分	干しゆば1枚＝5g
テンペ	20	40	1.0	5.2	1/5枚分	1枚
アーモンド（乾）	50	299	4.7	9.3	35粒	10粒＝約15g
アーモンド（フライ、味付）	50	303	5.2	10.4	35粒	10粒＝約15g
カシューナッツ（フライ、味付）	30	173	6.0	20.0	20粒	10粒＝約15g
かぼちゃ（いり、味付）	50	287	2.4	4.7		
ぎんなん（生）	15	28	5.5	36.7	10粒	廃棄25%　殻付き2g
ぎんなん（ゆで）	10	17	3.2	32.3		
くり（生）	20	33	6.5	32.7	1個	廃棄30%　殻付き1個＝約30g
くるみ（いり）	6	40	0.3	4.2	1個	1個＝約6g
ココナッツミルク	50	75	1.3	2.6	1/4 C	
ごま（乾）	3	17	0.2	7.6	小1	小1＝3g・大1＝9g・1C＝120g
ごま（いり）	3	18	0.2	5.9	小1	
ピスタチオ（いり、味付）	40	246	4.7	11.7	40粒	廃棄45%　殻付き1個＝2g
ひまわり（フライ、味付）	40	244	4.1	10.3		

食品名	常用量(g)	カロリー(kcal)	糖質量(g)	100g当り糖質量	目安	
ヘーゼルナッツ(フライ、味付)	40	274	2.6	6.5		
マカダミアナッツ(いり、味付)	50	360	3.0	6.0		
まつ(いり)	40	276	0.5	1.2		小1＝3g
らっかせい(いり)	40	234	5.0	12.4	30粒	廃棄27%　殻付き1個＝2g
バターピーナッツ	40	237	4.5	11.3	40粒	
ピーナッツバター	17	109	2.4	14.4	大1	大1＝17g
あさつき	5	2	0.1	2.3	薬味1人分	5本＝15g
あしたば	10	3	0.1	1.1	1茎	
グリーンアスパラ	30	7	0.6	2.1	太1本	
ホワイトアスパラ(水煮缶詰)	15	3	0.4	2.6	1本	
さやいんげん(三度豆)	50	12	1.4	2.7	お浸し1食分	
うど	20	4	0.6	2.9	吸い物1食分	廃棄35%　中1本＝約200g
えだまめ	50	68	1.9	3.8	1食分	廃棄45%　さや付き90g
さやえんどう(きぬさや)	20	7	0.9	4.5	付け合わせ	廃棄9%　1さや＝3g
スナップえんどう	50	22	3.7	7.4	付け合わせ	1本＝10g
グリンピース(えんどう豆生)	5	5	0.4	7.6	10粒	
おかひじき	60	10	0.5	0.9	1食分	みるな
オクラ	20	6	0.3	1.6	2本	廃棄15%　1本＝15g
かぶ　葉	80	16	0.8	1.0	3株分	廃棄30%　1株＝40g
かぶ　根	50	10	1.6	3.1	小1個分	廃棄9%　中1個＝60g
西洋かぼちゃ	50	46	8.6	17.1	5cm角1個	廃棄10%　1個＝1～1.5kg
からしな	35	9	0.4	1.0	1株＝35g	葉がらし
カリフラワー	80	22	1.8	2.3	サラダ1食分	廃棄50%　1個＝350～500g
干ぴょう(乾)	3	8	1.1	37.8		巻き寿司1本分
キャベツ	50	12	1.7	3.4	中葉1枚	廃棄15%　中1個＝約1kg
きゅうり	50	7	1.0	1.9	1/2本	中1本＝100g
くわい	20	25	4.8	24.2	1個	廃棄20%
ごぼう	60	39	5.8	9.7	1/3本	廃棄10%　中1本＝200g
小松菜	80	11	0.4	0.5	お浸し1人分	廃棄15%
ししとうがらし	4	1	0.1	2.1	1本	廃棄10%
しそ	1	0	0.0	0.2	1枚	青しそ・赤しそ
春菊	15	3	0.1	0.7	1本	
じゅんさい(水煮びん詰)	5	0	0.0	0.0	吸い物1人分	
しょうが	20	6	0.9	4.5	1かけら	廃棄20%　1個＝25g
しょうが甘酢漬け	5	3	0.5	10.5	付け合せ	
しろうり	110	17	2.3	2.1	1/2個	廃棄25%　中1個＝約300g
ずいき	80	13	2.0	2.5	煮物1食分	廃棄30%　1本＝50g
ズッキーニ	100	14	1.5	1.5	1/2本	1本210g
せり	15	3	0.1	0.8	1株	廃棄30%　1株＝20g
セロリー	50	8	0.9	1.7	1/2本	廃棄35%　1本＝150g
ゆでぜんまい	50	11	0.3	0.6	煮物1食分	
そらまめ(未熟豆)	20	22	2.6	12.9	1さや分	廃棄25%　1さや＝30g

食品名	常用量 (g)	カロリー (kcal)	糖質量 (g)	100g当り 糖質量	目安	
かいわれ大根	5	1	0.1	1.4	1食分	
大根葉	30	8	0.4	1.3		廃棄20%　葉のみ40g
大根	100	18	2.7	2.7	煮物1食分	廃棄10%　中1本＝800g～1kg
切干大根	10	28	4.7	46.8	煮物1食分	
ゆでたけのこ	50	15	1.1	2.2	煮物1食分	
たまねぎ	100	37	7.2	7.2	煮物1食分	中1個＝200g
たらのめ	30	8	0.0	0.1	4個	廃棄30%　1個＝10g
チンゲンサイ	100	9	0.8	0.8	1株	廃棄15%　1株120g
冬瓜	100	16	2.5	2.5	煮物1食分	廃棄30%　1個＝約2～3kg
とうもろこし	90	83	12.4	13.8	1/2本	廃棄50%　1本＝350g
トマト	150	29	5.6	3.7	中1個	
ミニトマト	10	3	0.6	5.8	1個	
トマト　ホール缶	100	20	3.1	3.1		固形量
トマトジュース	180	31	5.9	3.3	コップ1杯	
なす	80	18	2.3	2.9	煮物1食分	廃棄10%　1本＝90g
なばな（菜の花）	50	17	0.8	1.6	和え物1食分	
にがうり	60	10	0.8	1.3	1/2本	廃棄15%　1本＝130g
にら	100	21	1.3	1.3	1束	
にんじん	30	11	1.9	6.4	煮物1食分	中1本＝150g
金時にんじん	30	13	1.7	5.7	煮物1食分	中1本＝150g
にんにく	7	9	1.4	20.6	1かけ	廃棄8%　1個＝55g
にんにくの芽	50	23	3.4	6.8	1/2束	
白ねぎ	50	14	2.5	5.0	煮物1食分	廃棄40%　1本＝150g　白葱
葉ねぎ	5	2	0.2	4.1	薬味1食分	
はくさい	100	14	1.9	1.9	葉中1枚	
パセリ	3	1	0.0	1.4	みじん切大さじ1	廃棄10%　1本＝5g
ピーマン	25	6	0.7	2.8	1個	廃棄15%　1個＝30g
赤ピーマン	70	21	3.9	5.6	1/2個	廃棄10%　1個＝150g
黄ピーマン	70	19	3.7	5.3	1/2個	廃棄10%　1個＝150g
ふき	40	4	0.7	1.7	1本	廃棄40%　1本＝60g
ブロッコリー	50	17	0.4	0.8	付け合せ1食分	廃棄50%　1株300g
ほうれん草	80	16	0.2	0.3	お浸し1食分	廃棄10%
みつば	5	1	0.1	1.2	5本	1本＝1g
みょうが	10	1	0.1	0.5	1個	
もやし	40	6	0.5	1.3	付け合せ1食分	
だいずもやし	40	15	0.0	0.0	付け合せ1食分	
モロヘイヤ	60	23	0.2	0.4	お浸し1食分	
ゆりね	10	13	2.3	22.9	1かけら	廃棄10%　1個＝70g
レタス	20	2	0.3	1.7	付け合せ1食分	
サラダ菜	10	1	0.0	0.4	大1枚	廃棄10%
サニーレタス	20	3	0.2	1.2	1枚	
れんこん	30	20	4.1	13.5	煮物1食分	廃棄20%　1節250g
わけぎ	50	15	2.3	4.6	ぬた1食分	1本＝10g
わらび	50	11	0.2	0.4	煮物1食分	1本＝10～15g
梅干	10	10	1.9	18.6	1個	
ザーサイ（漬物）	10	2	0.0	0.0	小皿1皿	

食品名	常用量(g)	カロリー(kcal)	糖質量(g)	100g当り糖質量	目安	
たくあん	20	13	2.3	11.7	2切れ	
守口漬	20	37	8.2	41.0	2切れ	
べったら漬	20	11	2.4	12.2	2切れ	
たかな漬	20	7	0.4	1.8	小皿1皿	
野沢菜漬	20	5	0.5	2.3	小皿1皿	
キムチ	20	9	1.0	5.2	小皿1皿	
アボガド	80	150	0.7	0.9	1/2個	廃棄30%　1個＝230g
いちご	75	26	5.3	7.1	5粒	1粒＝15g
いちじく	50	27	6.2	12.4	1個	廃棄15%　1個＝60g
いよかん	60	28	6.4	10.7	1/3個	廃棄40%　1個＝約300g
うんしゅうみかん	70	32	7.8	11.0	1個	廃棄20%　1個＝90g
ネーブル	65	30	7.0	10.8	1/2個	廃棄35%　1個＝200g
柿	100	60	14.3	14.3	1/2個	廃棄9%　1個＝220g
かぼす果汁	5	1	0.4	8.4	小匙1杯	大1＝15g
キウイフルーツ	120	64	13.2	11.0	1個	廃棄15%　1個＝150g
きんかん	10	7	1.3	12.9	1個	
グレープフルーツ	160	61	14.4	9.0	1/2個	廃棄30%　1個＝450g
さくらんぼ国産	60	36	8.4	14.0	10個	廃棄10%　1個＝7g
すいか	180	67	16.6	9.2	1/16個	廃棄40%　1個＝約5kg
すだち果汁	5	1	0.3	6.5	小匙1杯	大1＝15g
梨	120	52	12.5	10.4	中1/2個	廃棄15%　1個＝280g
西洋梨	120	65	15.0	12.5	中1/2個	廃棄15%　1個＝280g
なつみかん	190	76	16.7	8.8	中1個	廃棄45%　1個＝350g
パインアップル	180	92	21.4	11.9	1/6個	廃棄45%　1個＝2kg
はっさく	130	59	13.0	10.0	中1/2個	廃棄35%　1個＝400g
バナナ	100	86	21.4	21.4	1本	廃棄40%　1本＝160g
パパイア	115	44	8.4	7.3	中1/2個	廃棄35%　1個＝350g
びわ	30	12	2.7	9.0	1個	廃棄30%　1個＝45g
ぶどう	45	27	6.8	15.2	1/2房	廃棄15%　1房＝110g
メロン	100	42	9.8	9.9	1/4個	廃棄50%　1個＝約800g
もも	170	68	15.1	8.9	1個	廃棄15%　1個＝200g
ゆず果汁	5	1	0.3	6.6	小匙1杯	大1＝15g
ライチー	30	19	4.7	15.5	1個	廃棄30%　1個＝40g
ライム果汁	5	1	0.5	9.1	小匙1杯	大1＝15g
りんご	100	54	13.1	13.1	1/2個	廃棄15%　1個＝250g
レモン	60	32	4.6	7.6	1/2個	1個＝120g
レモン果汁	5	1	0.4	8.6	小匙1杯	大1＝15g
えのき	20	4	0.7	3.7	汁物1食分	
きくらげ（乾）	1	2	0.1	13.7	1個	
生しいたけ	14	3	0.2	1.4	1枚	1個＝15g
干ししいたけ	3	5	0.7	22.4	1枚	
しめじ	20	3	0.2	1.1	汁物1食分	
なめこ	10	2	0.2	1.9	汁物1食分	
エリンギ	20	5	0.6	3.1	1本	
ひらたけ	10	2	0.4	3.6	1枚	
まいたけ	20	3	0.0	0.0	汁物1食分	

食品名	常用量(g)	カロリー(kcal)	糖質量(g)	100g当り糖質量	目安	
マッシュルーム	15	2	0.0	0.0	1個	
マッシュルーム水煮缶詰	10	1	0.0	0.1	1個	
まつたけ	30	7	1.1	3.5	中1本	
あらめ	10	14	0.8	8.2	煮物1食分	
焼きのり	3	6	0.2	8.3	1枚	
味付けのり	3	5	0.5	16.6	1束	
ひじき	10	14	1.3	12.9	煮物1食分	
カットわかめ	2	3	0.1	6.2	酢の物1食分	
わかめ（生）	20	3	0.4	2.0	酢の物1食分	
刻み昆布	3	3	0.2	16.6	煮物1食分	
とろろこんぶ	2	2	0.4	22.0	1食分	
ところてん	50	1	0.0	0.0	1食分	
角寒天	7	11	0.0	0.0	1本	
めかぶ	50	6	0.0	0.0	1食分	
もずく	50	2	0.0	0.0	1食分	
牛乳	210	141	10.1	4.8	1本	小1＝5g・大1＝15g・1C＝210g
低脂肪乳	210	97	11.6	5.5	1本	小1＝5g・大1＝15g・1C＝210g
生クリーム（乳脂肪）	100	433	3.1	3.1	1/2パック	
生クリーム（植物性脂肪）	100	392	2.9	2.9	1/2パック	
コーヒーホワイトナー（液状）	5	12	0.1	5.5	1個	植物性脂肪
コーヒーホワイトナー（粉状）	6	34	3.2	60.1	大1	植物性脂肪
ヨーグルト全脂無糖	100	62	4.9	4.9	1食分	
プロセスチーズ	20	68	0.3	1.3	角チーズ厚さ1cm	
カテージチーズ	15	16	0.3	1.9	大1	
カマンベールチーズ	20	62	0.2	0.9	1切れ	
クリームチーズ	20	69	0.5	2.3	1切れ	
ウスターソース	6	7	1.6	26.3	小1	大1＝18g
中濃ソース	6	8	1.8	29.8	小1	大1＝18g
濃厚ソース	6	8	1.8	29.9	小1	大1＝18g
トウバンジャン	10	6	0.4	3.6	大1/2	
濃口しょうゆ	6	4	0.6	10.1	小1	大1＝18g
淡口しょうゆ	6	3	0.5	7.8	小1	大1＝18g
たまりしょうゆ	6	7	1.0	15.9	小1	大1＝18g
固形コンソメ	5	12	2.1	41.8	1食分使用量	
顆粒風味調味料	2	4	0.6	31.1	小1/2杯	小1＝4g
めんつゆストレート	100	44	8.7	8.7	1食分	
かき油（オイスターソース）	6	6	1.1	18.1	小1	小＝6g・大1＝18g
トマトピューレ	5	2	0.4	8.1	小1	大1＝15g
トマトペースト	5	4	0.9	17.3	小1	大1＝15g
ケチャップ	5	6	1.3	25.6	小1	大1＝15g
ノンオイル和風ドレッシング	15	12	2.4	15.9	大1	小1＝5g
フレンチドレッシング	15	61	0.9	5.9	大1	小1＝5g
サウザンアイランドドレッシング	15	62	1.3	8.9	大1	小1＝5g

食品名	常用量(g)	カロリー(kcal)	糖質量(g)	100g当り糖質量	目安	
マヨネーズ（全卵型）	12	84	0.5	4.5	大1	小1＝4g
マヨネーズ（卵黄型）	12	80	0.2	1.7	大1	小1＝4g
甘みそ	18	39	5.8	32.3	大1	
淡色辛みそ	18	35	3.1	17.0	大1	
赤色辛みそ	18	33	3.1	17.0	大1	
カレールウ	25	128	10.3	41.0	1人前	
ハヤシルウ	25	128	11.3	45.0	1人前	
酒かす	20	45	3.7	18.6	1食分	
穀物酢	5	1	0.1	2.4	小1	大1＝15g
米酢	5	2	0.4	7.4	小1	大1＝15g
ぶどう酢	5	1	0.1	1.2	小1	大1＝15g
りんご酢	5	1	0.1	2.4	小1	大1＝15g
みりん	6	14	2.6	43.2	小1	大1＝18g
清酒	180	193	8.1	4.5	1合	
ビール	353	141	10.9	3.1	1缶＝350ml（100ml：100.8g）	
発泡酒	353	159	12.7	3.6	1缶＝350ml（100ml：100.9g）	
ぶどう酒白	100	73	2.0	2.0	ワイングラス1杯	1本＝720ml
ぶどう酒赤	100	73	1.5	1.5	ワイングラス1杯	1本＝720ml
ぶどう酒ロゼ	100	77	4.0	4.0	ワイングラス1杯	1本＝720ml
紹興酒	50	64	2.6	5.1		
焼酎甲類	180	371	0.0	0.0	1合	ホワイトリカー
焼酎乙類	180	263	0.0	0.0	1合	本格焼酎
ウイスキー	30	71	0.0	0.0	1杯	
ブランデー	30	71	0.0	0.0	1杯	
ウオッカ	30	72	0.0	0.0	1杯	
ジン	30	85	0.0	0.1	1杯	
ラム	30	72	0.0	0.1	1杯	
梅酒	30	47	6.2	20.7	1杯	
牛かた脂身つき	100	286	0.3	0.3		
牛かた赤肉	100	201	0.3	0.3		
牛かたロース脂身つき	100	411	0.2	0.2		
牛かたロース赤肉	100	316	0.2	0.2		
サーロイン脂身つき	100	498	0.3	0.3		
サーロイン赤肉	100	317	0.4	0.4		
牛ばら脂身つき	100	517	0.1	0.1		
牛もも脂身つき	100	246	0.5	0.5		
牛もも赤肉	100	191	0.6	0.6		
ランプ脂身つき	100	347	0.4	0.4		
ランプ赤肉	100	211	0.5	0.5		
牛ヒレ赤肉	100	223	0.3	0.3		
牛ひき肉	100	224	0.5	0.5		
牛舌	50	135	0.1	0.1		
牛肝臓	50	66	1.9	3.7		
ローストビーフ	50	98	0.5	0.9	2～3枚	
コンビーフ缶	50	102	0.9	1.7	1/2缶	

食品名	常用量(g)	カロリー(kcal)	糖質量(g)	100g当り糖質量	目安	
ビーフジャーキー	10	32	0.6	6.4	つまみ1食分	
豚肩脂身つき	100	216	0.2	0.2		
豚肩赤肉	100	125	0.2	0.2		
豚肩ロース脂つき	100	253	0.1	0.1		
豚肩ロース赤肉	100	157	0.1	0.1		
豚ロース脂つき	100	263	0.2	0.2		
豚ロース赤肉	100	150	0.3	0.3		
豚ばら脂身つき	100	386	0.1	0.1		
豚もも脂身つき	100	183	0.2	0.2		
豚もも赤肉	100	128	0.2	0.2		
豚ヒレ赤肉	100	115	0.2	0.2		
豚ひき肉	100	221	0.0	0.0		
豚舌	50	111	0.1	0.1		
豚心臓	50	68	0.1	0.1		
豚肝臓	50	64	1.3	2.5		
胃ゆで	50	61	0.0	0.0		
小腸ゆで	50	86	0.0	0.0		
大腸ゆで	50	90	0.0	0.0		
豚足	50	115	0.0	0.0		
ボンレスハム	20	24	0.4	1.8	1枚	
ロースハム	20	39	0.3	1.3	1枚	
生ハム促成	10	25	0.1	0.5	2枚	1枚＝5g
ベーコン	20	81	0.1	0.3	1切れ	
ウィンナー	20	64	0.6	3.0	1本	
セミドライ	10	34	0.3	2.6	1枚	ソフトサラミを含む
ドライ	10	50	0.2	2.1	1枚	サラミを含む
フランクフルト	50	149	3.1	6.2	1本	
焼き豚	30	52	1.5	5.1	3枚	
合鴨皮つき	50	167	0.1	0.1		
鶏肉手羽皮つき	100	195	0.0	0.0		
鶏肉むね皮付き	100	244	0.0	0.0		
鶏肉むね皮なし	100	121	0.0	0.0		
鶏肉もも皮付き	100	253	0.0	0.0		
鶏肉もも皮なし	100	138	0.0	0.0		
ささみ	100	114	0.0	0.0		
鶏ひき肉	100	166	0.0	0.0		
鶏心臓	50	104	0.0	0.0		
鶏肝臓	50	56	0.3	0.6		
鶏すなぎも	50	47	0.0	0.0	2個	
卵	50	76	0.2	0.3	1個	廃棄15%　1個＝60g
うずら卵	10	18	0.0	0.3		廃棄15%　1個＝12g
ピータン	68	146	0.0	0.0	1個	廃棄15%　殻付き1個80g
あじ	70	85	0.1	0.1	1切れ	廃棄55%　1尾＝150g
あじ・開き干し	65	109	0.1	0.1	1枚	廃棄35%　1枚＝100g
蒸しあなご	60	116	0.0	0.0	2切れ	
いわし	65	88	0.2	0.3	1尾	廃棄35%　1尾＝100g（20cm）

食品名	常用量(g)	カロリー(kcal)	糖質量(g)	100g当り糖質量	目安	
ちりめん微乾燥	50	57	0.1	0.2		1カップ弱
オイルサーディン	20	72	0.1	0.3	3尾	
うなぎ白焼き	60	199	0.1	0.1	2切れ	1串＝120g
うなぎかば焼き	60	176	1.9	3.1	2切れ	
かつお	60	68	0.1	0.1	お刺身5切れ	
めいたかれい	75	71	0.1	0.1	5枚おろし　お刺身	廃棄50%　1尾＝150g
干しかれい	60	70	0.0	0.0		廃棄40%　1枚＝100g
きす	30	26	0.0	0.1		廃棄50%　1尾＝60g
塩鮭	100	199	0.1	0.1	1切れ	
スモークサーモン	20	32	0.0	0.1	1枚	
さば	100	202	0.3	0.3	1切れ	
さわら	100	177	0.1	0.1	1切れ	
さんま	85	264	0.1	0.1	1尾	廃棄30%　1尾＝120g
ししゃも	50	83	0.1	0.2	2尾	
したびらめ	110	106	0.0	0.0	1尾	廃棄45%　1尾＝200g
たい	100	194	0.1	0.1	1切れ	
ぶり	100	257	0.3	0.3	1切れ	
まぐろ	60	211	0.1	0.1	お刺身5切れ	
まぐろ油漬け	50	134	0.1	0.1	サラダ1食分	
わかさぎ	80	62	0.1	0.1	5尾	
あかがい	20	15	0.7	3.5		廃棄75%　殻付き80g
あさり	60	18	0.2	0.4		廃棄60%　殻付き150g
あわび	135	99	5.4	4.0		廃棄55%　殻付き300g
かき	15	9	0.7	4.7		廃棄75%　殻付き60g
さざえ	30	27	0.2	0.8	刺身	廃棄85%　殻付200g
蜆	30	15	1.3	4.3	味噌汁1杯分	廃棄75%　殻付120g
とりがい	10	9	0.7	6.9	2枚	
貝柱	25	24	1.2	4.9	正味1個	
車えび	30	29	0.0	0.0	1尾	廃棄55%　大1尾＝70g
たらばかにゆで	80	64	0.2	0.2		廃棄60%　足4本200g
するめいか	225	198	0.5	0.2	1ぱい	廃棄25%　1ぱい300g
ゆでほたるいか	60	62	0.2	0.4	1食分	
するめ	30	100	0.1	0.4	つまみ1食分	
いくら	17	46	0.0	0.2	大1	
塩辛	20	23	1.3	6.5	大1	
ゆでたこ	100	99	0.1	0.1	足1本	
うに	5	6	0.2	3.3	1片	
練りうに	16	27	3.6	22.4	大1	
くらげ　塩蔵、塩抜き	20	4	0.0	0.0	和え物1食分	
たらこ	45	63	0.2	0.4	1腹	
蒸しかまぼこ	20	19	1.9	9.7	1cm	1本＝200g
かに風味かまぼこ	20	18	1.8	9.2	1本	
焼きちくわ	20	24	2.7	13.5	1/4本	1本＝90g
はんぺん	25	24	2.9	11.4	1/4枚	大1枚＝100g
さつまあげ	40	56	5.6	13.9	1/2個	1枚＝75g
魚肉ソーセージ	40	64	5.0	12.6	1/2本	1本＝75g

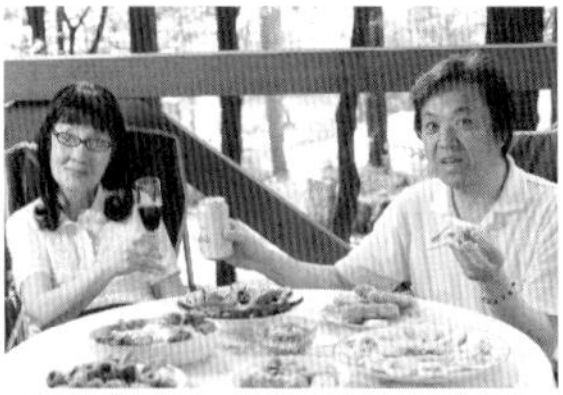

（左）吉村祐美氏、（右）桐山秀樹氏。
軽井沢の自宅テラスにて。

著者：桐山秀樹《きりやまひでき》
ノンフィクション作家。1954年名古屋生まれ。学習院大学法学部卒業。雑誌記者を経てフリーに。旅行、ホテル業界を中心にサービス産業全般のビジネス動向に精通し、業界随一の目利きとして知られる。2010年糖尿病と診断されたことをきっかけに京都・高雄病院の江部康二先生と出会い、師と提唱する「糖質制限食」を実践。20kg超におよぶ減量と健康体を取り戻した。著書に、『おやじダイエット部の奇跡』マガジンハウス、『「糖尿病治療」の深い闇』東洋経済新報社、『糖質制限ダイエットで何の苦もなく糖尿病に勝った!』扶桑社ほか。

料理：吉村祐美《よしむらゆみ》
文芸評論家。兵庫県神戸市生まれ。関西学院大学文学部日本文学科、同大学院修士課程修了。著書に文芸評論および音楽、美術等のエッセイ集『魅せられし時のために』神戸新聞出版センター、『国語力をつける法』『古典力をつける法』PHP研究所、『やがて薔薇咲く季節に』扶桑社、『軽井沢ものがたり』共著新潮社、クラシック音楽評論『クラシック名曲と恋』共著NHK出版、『文学者たちの軽井沢』軽井沢新聞社、『軽井沢という聖地』共著NTT出版 等がある。

知的《ちてき》　おやじダイエット3週間実践日誌《しゅうかんじっせんにっし》

2012年11月21日　第1刷発行

著　者　桐山秀樹《きりやまひでき》
発行者　鈴木 哲
発行所　株式会社 講談社
〒112-8001　東京都文京区音羽2-12-21
販売部　TEL 03-5395-3625
業務部　TEL 03-5395-3615
編　集　株式会社 講談社エディトリアル
代　表　丸木明博
〒112-0013　東京都文京区音羽1-17-18　護国寺SIAビル6F
編集部　TEL 03-5319-2171
組　版　朝日メディアインターナショナル株式会社
印刷所　慶昌堂印刷株式会社
製本所　株式会社国宝社

定価はカバーに表示してあります。
落丁本・乱丁本は購入書店名を明記のうえ、小社業務部宛にお送りください。
送料当社負担にてお取り替えいたします。
なお、この本についてのお問い合わせは、講談社エディトリアル宛にお願いします。

N.D.C.645 223p 20cm ISBN 978-4-06-218046-7